おにぎりは30分かけて食べなさい

ブレインストレッチで鋭い集中脳をつくる

ビジネス瞑想家
本田ゆみ

BAB JAPAN

はじめに

脳は自己実現を可能にするスーパーマン

みなさん、こんにちは。ビジネス瞑想家の本田ゆみです。

私は「脳医科学」と「あるもの」を組み合わせた独自のメソッド（詳しくは第4章でご説明いたしますね）を考案し、これまで3万人以上の方のメンタルケアをさせていただきました。

メンタルケアといっても、心の病を抱えている方だけを対象としたものではありません。いわゆる「ごくふつう」の方にも、驚くようなメリットがあるのが、このメソッドの特徴です。

一例をあげてみますね。

「物事を俯瞰して見ることができる」
「突発的な問題にも冷静に対処できる」
「人間関係が良好になる」
「時間の使い方がうまくなる」
「自分の能力以上のパフォーマンスができる」

「ストレスを感じにくくなる」

こうした、「本当にそんなことが可能なの!?」と思われるようなことが、誰にでもできるようになるのです。もちろん、あなたも例外ではありません。

私が東京・青山で開いているスタジオには、大手企業のトップや著名人、有名アスリートをはじめ、あらゆる業種のビジネスパーソンが連日のように訪れています。そして、実際にこのメソッドを学ばれた方々からは、

「びっくりするほど仕事がうまくいくようになった!」
「プレーの質が劇的によくなった!」
「人生が大好転した!」

など、うれしい声をたくさんいただいています。

こうした反響を受け、より多くの方にこのメソッドを学んでいただけるよう、現在は通信教育の準備も進めているところです。

なぜ、ふつうの人がこれほどの結果を得ることができるのか——。

その秘密は、「超集中力」にあります。

脳の使い方を工夫することで、一般的な集中とは次元が違う超集中状態を作り、先にあげたような効果を得る。そのためのトレーニング法が、私の提唱するメソッドです。

脳外科医である篠浦伸禎《しのうらのぶさだ》先生のご協力を得ながら考案した方法ですから、医学的な根拠にも基づいており、世界中でもほかに例を見ないものだと自負しております。

こんなふうにお伝えすると、このメソッドには、難しくてハードなトレーニングが必要だと思われるかもしれませんね。

ですが、まったくそんなことはありません。

これまで私がアドバイスさせていただいた方も、成績を上げたい小学生から最期の迎え方に不安を感じる高齢者の方までと幅広く、その全員が無理なくトレーニングに取り組むことができました。

心の病などで特別な治療が必要な状態でない限り、どなたでも簡単にできるものばかりです。

脳は、使い方ひとつでどんな力でも発揮することができます。

あなたの夢や目標を、必ず叶えてくれます。

正しく脳を使いさえすれば、誰でも理想の自分を手に入れることができますし、人生はうんと楽しく、充実したものになることでしょう。


人は、こうなりたいという「欲望」と実際の「能力」とのギャップに、常に悩んでいます。私は、脳科学者でも医者でもありません。時に厳しくご指摘いただきながらも、専門家とは違う土俵から、悩みを抱える方々が今の苦悩から楽になるには何ができるだろうか、と自問自答を繰り返しながら、カウンセリングに臨んでいます。

私自身、この日々をたいへん幸せに感じています。人は「誰かのために」という動機があれば、精一杯努力し、脳を使います。「自分のため」に行うことは、壁にぶつかると諦めてしまいがちですが、人のために脳を使えばなかなか諦めないものです。結果として自己実現を可能にし、大きな幸せを感じることができるのです。

本書が、みなさんの新しい人生を切り開くきっかけとなれば、私にとって、これほどうれしいことはありません。

目次

第1章　あなたの脳はまだ「眠っている」

第2章

脳の「能力開花」のしくみ

第3章

「超集中」は、自分の脳の個性を知ることから始まる

目次

第4章

「超集中状態」に入る、脳スタイル別トレーニング法

目次

第5章 1000倍成果を上げる「超集中」活用術

※本文中の「ブレインストレッチ」「脳スタイル」は、有限会社スプーンの登録商標です。

第1章

あなたの脳はまだ「眠っている」

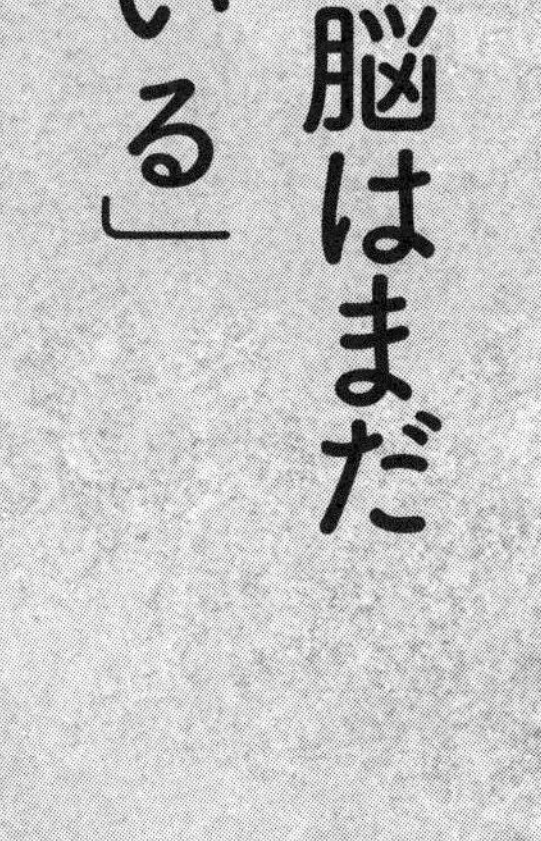

成功は「集中力」で手に入る

世の中で成功を手に入れている人たちには、ある共通していることがあります。それはなにかというと、「集中」です。

集中というのは、あることをし続ける力のことです。

「1つのことに夢中になって我を忘れる」

「まわりの人の声が聞こえなくなるほど。自分だけの世界に入る」

このようなイメージですね。

集中しているときというのは、パフォーマンス（作業を実行するための能力）の質が高まっている状態です。書類を処理するスピードが早くなったり、いいアイデアが浮かんだり、営業先でのプレゼンテーションがうまくできたり、お客さんへのサービスの質が高まったり……あらゆる結果につながります。

つまり、仕事がものすごくうまくいくということなのです。

仕事がうまくいくようになるのですから、会社にお勤めの方ならどんどん出世するでしょうし、起業されている方なら業績がグングン伸びる。要は、成功するわけです。

私は常々、「能力＝集中力」だと思っています。

大なり小なり結果を残している人のなかには、ＩＱが高い人たちも多くいます。彼らを見て、「やっぱり頭がよくなきゃ成功できないんだな」と思われる方は多いと思います。でも、そうじゃないんです。

ＩＱの高い方は、集中力を高める術を知っているだけのこと。そして、その術を目いっぱい社会生活のなかで生かし、常に集中力が高い状態で仕事をしているから、結果が残せるんですね。

ならば、それほど学歴が高いとはいえない成功者は運だけで成功したのかというと、それも違います。学生時代には集中する術を知らなかったり、あるいは知っていてもそれを活かすことができなかったりしたのか、それはわかりません。

ですが、いずれにしても社会に出てからは「集中」することの重要性を知り、それをビジネスの場面でいかんなく発揮した。そして成功したのだと思うのです。

では、集中力って、特別な人にしか備わっていないものなのでしょうか？

そんなことはありません。実は私たちの誰もが、生まれながらに集中する力をもっています。今この本を読んでくださっているあなたも、素晴らしい能力を秘めているんですね。

これまでに集中力といえるほどの力を実感したことのない方にも、等しく集中力はあります。それは、生まれたばかりの赤ちゃんを見ても、よくわかると思うのです。

お子さんのいらっしゃる方は記憶をたどっていただきたいのですが、赤ちゃんというのは生まれたばかりでも、お母さんのおっぱいを吸ったり、ミルクを飲んだりしますよね。その様子は本当に真剣で、必死そのもの。まさに、飲むことに集中しているわけです。

人間だけではありません。動物にも同じように集中する力が備わっています。

テレビで野生動物の生態を追っている番組などを見ると、草陰に身を隠したライオンやヒョウが、意識を獲物に集中し、じっとチャンスをうかがうシーンをよく見かけます。そして、ほんの一瞬のチャンスを見つけたと同時に全力で走り出し、見事な早わざで獲物をしとめます。

あるいは野生の動物でなくても、ペットの猫や犬だって、おもちゃを出してきて遊んでやると、ものすごい集中力でおもちゃを追いかけてきますよね。道端のアリだって、よほどの集中力がなければ、地中に巨大迷路のような巣をつくることなどできないと思うのです。

こうした動物たちを見ていても感じるのですが、きっと、集中力というのは命を守るために、すべての生命体に備わっているのでしょう。

集中することには、実にたくさんのメリットがあります。人の話がよく理解できるようになる、アイデアが出やすくなる、気づきが増える、仕事の効率がよくなる、記憶力がアップする、判断力がつく、新しいことにチャレンジする勇気が出る、ミスが減る、学習効果や練習の結果が出やすくなる、本番に強くなる……それこそ、枚挙にいとまがありません。

要は、仕事も人間関係もぜんぶうまくいくようになって、自己実現しやすくなるわけです。

そしてその結果、気分がよくなったり、心にゆとりを持てたり、成長を感じることができたりして、夜よく眠れるようになる。必然的に体調もよくなるといった、いいことづくめなのです。

残念ながら、人間は集中しにくい動物

集中力はこれほど素晴らしいものなのですから、自分に備わっている能力を活かし、どんどん集中したいと思うものですよね。

ところが、集中しようと思っても、なかなかできません。なぜでしょうか。

その理由は、ヒトはそもそも集中しにくい動物だからです。

これはとても単純な話なのですが、人間には「好き嫌い」があるからなんですね。あらゆることを快か不快で判断し、好きなことには集中できるのですが、いやなことになると途端に集中できなくなってしまうのです。

そしてもう1つ、人間には「認知の機能」があること。

ヒトを含めた動物の脳には、外敵から身を守るという生命維持のために、外部からの刺激に敏感になる機能が備わっています。これを、認知の機能といいます。

動物の場合はわかりやすくて、サバンナのシマウマであれば、いつライオンに襲われるかわかりません。だから、常に周囲の音や気配に意識を向け、何か異変があればいつでも逃げられるように準備しているわけです。

海中の魚も同じ。自分より大きな魚に食べられてしまわないように、どの魚も常に周囲に意識を向けているはずです。

人間の場合はどうでしょう。

たとえば交通事故に遭わないように、外を歩いているときは車の音に敏感になっていますよね。逆に車を運転しているときは、歩行者や自転車、ほかの車などに、ほとんど全意識を傾けているのではないでしょうか。

それはもちろん、事故を起こして誰かを傷つけないための配慮でもありますが、人にケガをさせてしまえば自分の人生にもかかわります。結局、自分の身を守ることにもつながるから、運転中は周囲の状況に意識を向けるわけです。

こうしたことからもわかるように、認知の機能はなくてはならないもの。けれども、人間の脳はあまりに進化しすぎて、この認知の機能が必要以上に働いてしまうのです。

自分の身に危険がおよばないときでも、周囲が気になって仕方がない。そのことで気が散り、なかなか集中できないわけです。あるいは集中できても、なかなか集中が持続しないのです。

ちょっとまわりで人が動いたり、話したりしているだけで、それが気になって集中できなくなる。これは人間の脳に備わる機能ですから、気にしないようにしようと思っても無理です。

しかも私たち現代人は、ほんとうに気が散りやすい環境に身を置いています。テレビやパソコンをはじめ、最近ではスマートフォンやタブレット端末を常に持ち歩き、メールやSNSに気をとられる生活があたりまえなのですから。

人間は動物と違って、「思考」と「感情」を持ちます。それだけに、本能的に周囲が気になることに加え、そこに思考や感情も入り込むことで、ますます集中しにくい状況がつくられてしまいます。人がしばしば目の前のことに感情を揺さぶられるのは、そのせいです。

もちろん、「うれしい」「楽しい」といった感情で心が動くことも多いのですが、集中を阻害するのは、えてしてマイナスの感情です。

「今日は雨が降っているから、移動がめんどうくさい」

「電車が混んでいて不快だな」

「この仕事は苦手だから、うまくいかないかもしれない」

「手間のかかる仕事を押しつけられて腹が立つ」

「上司が理不尽でムカつく」

こんなふうに、日常のささいなことから仕事中にいたるまで、あらゆる場面で不安やイライラがあなたを襲います。そして、その感情が心を揺さぶって、集中を阻害するのです。大事な仕事になればなるほど、「失敗したらどうしよう」「出世コースから外れてしまうかもしれない」「上司に怒られる」と、恐れや不安は大きくなるものですよね。そして、ミスしてはいけないと思えば思うほど、なぜかミスをしてしまう。そんな経験が、みなさんにはないでしょうか？

ミスをするのは、「ミスをしてはいけない」という意識によって集中できなくなるせいです。これは仕事に限ったことではありません。

たとえば趣味のゴルフで、キャディさんに「このコースは難しいので、ＯＢに気をつけてくださいね」などと言われようものなら、たちまち失敗をしてしまう。子どもがコップを運んでいるときに、「こぼさないようにしなさい」と親が言えば言うほど、子どもが飲み物をこぼすのも、セオリーどおりのことなのです。

人はとかく、過去と現在をひもづける癖があります。大事な場面で過去の失敗を思い出しては、「また失敗したらどうしよう」と考えてしまうんですね。これも、私たちが高度な脳を持っているからこそ。

脳が認知の機能に振り回され、その結果、集中がそがれてしまうわけです。

私がカウンセリングを担当させていただいているビジネスパーソンの多くも、こうした「集中できない状態」に悩まれています。

いつも緊張状態でつらい（常に不安や怖れがある）

仕事が遅くてつらい（真面目過ぎて仕事に手が抜けない）

自分は仕事ができないような気がしてつらい（自己評価が低い）

集中できない状態が、こうした3つの「つらい」を生み出し、多くの方々を悩ませています。

そして、こうしたつらさが重荷となり、ますます集中しにくい状況をつくっているのです。まさに、負のスパイラルといえましょう。

本書ではこうしたビジネスパーソンのつらい状況を改善・解消し、集中しやすい環境をつくるためのメソッドをご紹介いたします。

そしてさらに、一般的な集中にとどまらず、その先にある「超集中」状態に導き、これまでにみなさんが経験したことのないような能力を発揮できる方法を実践していただきたいと思います。

超集中状態に入ると、潜在能力が最大限に引き出される

究極の集中状態になると、仕事でも何でも自分の能力を最大限に発揮することができます。いわば、超一流の自分が目覚めるといえましょう。

超集中状態に入ることは、その超一流の能力を発揮させる脳を覚醒させ、これまで働くことのなかった脳の部分を動かす力が発揮できるということです。

ふだんまったく使われていない潜在能力が最大限にパッと動き出すのですから、その破壊力は想像をはるかに超えるものがあります。たとえばアイデアは雨のように降り注ぎ、ひらめきが雪崩のように押し寄せます。

そのことを、わかりやすいようにイメージを使ってご説明いたしましょう。

あなたの目の前に、真っ青な海が広がっています。そこは、ただただ広い海原が広がっているだけの世界。

ところがあるとき、海面が急激に下がっていきました。そして、目を疑うような、美し

いサンゴ礁が姿を現したのです。

このサンゴ礁こそが、あなたのアイデアや知識です。

海の深いところにあるサンゴ礁は、ふだん見ることはできません。ところが、あるきっかけで海面が下がると、サンゴ礁が浮き上がってくるわけです。

そのきっかけが、超集中状態に入るということなのです。

サンゴ礁は、ある日突然、目に見えるように浮かんできます。だから、それはまるで誰かに与えられたもののように感じられるのですが、実際はそうではありません。海のなかにあって見えなかったけれど、海中にはずっと前からサンゴ礁は広がっていました。

つまり、アイデアやひらめきというのは突然降ってわくものではありません。本当はずっと前から自分のなかにあったということ。脳の深いところにしまい込まれていたさまざまな情報が、超集中状態に入ることで引き出されるのが、ひらめきのカラクリです。

超集中状態になるということは、海のなかを見通せる眼鏡をかけるようなもの。そんなイメージでもいいでしょう。

あなたの脳の膨大な記憶にアクセスする

脳と自分の認識には、ずいぶん大きな差があるものです。

たとえば今日、あなたは新しい取引先で打ち合わせをしたとします。その会社に行くのは、今日が初めてです。

では、打ち合わせを行った応接室は、どんなインテリアだったでしょうか。

「観葉植物がいくつか置かれていた」

「テーブルと椅子があった」

「絵がかけられていた」

だいたい、パッと思い出せるのはそんなところでしょうか。

でも、それだけじゃないですよね。もっとたくさんの情報があるはずです。

観葉植物はどんな種類？　テーブルや椅子は何色でどんな材質？　かかっていたのはどんな絵？　床の材質や色は？　扉は何色？　天井のライトはどんな形状？

小さな応接室ひとつとっても、そこにはあげきれないほどの情報があります。

けれども、打ち合わせで訪れたあなたは、応接室のインテリアに注意を向ける余裕はありません。目や耳で受け取った情報のほとんどに、意識が向いていないわけです。

でも、実はその「一見切り捨てられたように思える情報」はすべて、あなたの脳にインプットされているのです。

私たちは日々、無意識のうちに膨大な情報を受け取り、脳のなかにストックしています。それこそ、往来ですれ違う人すべての顔が、あなたの頭のなかに記憶されているといっても過言ではありません。

ただし、それらは自分で意識して覚えたことではなく、脳が勝手に行った作業。ですから、簡単に記憶を呼び出すことはできないのです。つまり、自分では「そんな話は聞いたことがない」「こんなものは見たこともない」という認識になるわけです。

超集中状態に入ると、そういった情報にも簡単にアクセスすることができるようになります。まるで、開かずの扉がパッと開いたみたいに、膨大な情報がいっきに姿を現すのです。

また、映画やドラマで、催眠術をかけられるシーンを見かけることがあります。対象者に「あなたはこういう人に会っていますか?」「こういう場所に行ったことがありますか?」などと質問し、催眠にかけられる前には知らないと答えていても、催眠にかかると「知っている」と答えたりするわけですが、超集中状態に入ると、そういうことがリアルに体験できます。

人間の脳というのは、計り知れない能力をもっています。自分では知らないと思っていても、実は知っていることが山のようにあるのです。

しかも超集中状態になると、それらの膨大な記憶のなかから「今」あなたに必要なものがピックアップされ、きれいに整理整頓されて、ドミノ倒しのように順序よく、滞りなくアウトプットされるのです。

このように申し上げると、脳が記憶を掘り起こしてアウトプットするまでに、ものすごく時間がかかるように思われるかもしれません。でも、実際はいずれの作業も瞬時、そして完璧に行われます。だからこそ、超集中状態に入った本人は「アイデアが降ってきた！」と感じたりするわけです。

みなさんは学生時代、「試験で問題を見た瞬間、考える前にパッと答えが頭に浮かんだ」というような経験をされたことはないでしょうか？　たとえば数学であれば、その問題に必要な方程式が瞬時にわかってスラスラ解けたという感じです。

超集中状態に入って情報が引き出される感覚とは、そういう感覚に似ています。必要な情報がどんどん、パッパッとアウトプットされるのです。

ちなみに、これはあくまでも私の推測にすぎないのですが……ひょっとしたら、未来世や過去世を語ることができる人というのは、魂のなかに蓄積されている情報が、脳を通して出てきているのかもしれませんね。

だから、ふつうではわからないようなことが、その人にはわかるのかもしれない。

突拍子もない話ですが、それくらいできてもおかしくないほど、脳は無限の可能性を秘めているのです。

「神ってる」人は超集中状態に簡単に入れる

以前、ブログの記事を書いていたときのことです。

当時、私はある女性クライアントのカウンセリングを行っていました。そのなかで、彼女に必要なメッセージは一般の方々にも役立つのではないかと思い、彼女へメールを送るような気持ちでブログの記事を書き始めたんですね。

すると、その瞬間に頭のなかにダダーッと、それこそ洪水のように書くべきことが浮かんできたのです。気がついたときには、ブログの記事ができ上がっていました。

何が起きたのか自分でもよくわからないまま記事を読み返してみると、驚いたことに、そこには「こんなこと、私は考えたこともないのに……」というような文章がつづられていたのです。

これが、まさに超集中体験です。感覚や意識はしっかりとあるのですが、目の前の作業に夢中になっているため、自分では超集中状態に入っているのかどうかはわかりません。そして、集中力が切れたあとになって初めて、「あれ？　今超集中状態に入っていたのかな」と気づけるのです。

超集中状態に入っていたときの私は、手が自動的にパソコンのキーボードをたたいているような、そんな感じでした。まるで誰かが自分に乗り移って文章を書き出しているような、自動書記のような感覚です。私自身は何も考えていません。

メジャーリーグのシーズン最多安打記録保持者になるなど、かずかずの偉業を成し遂げたイチロー選手は、全盛期にこんな言葉を残しています。

「ボールが止まって見えた」

バッターボックスで構えているとき、ピッチャーが投げたボールが止まって見えたというんですね。常識で考えたら、時速１００㎞を超す速さで飛んでくるボールが止まって見えるなどありえません。しかも、直径７㎝程度の小さな野球ボールです。

でも、イチロー選手には確かにボールが止まって見えた。それはなぜかというと、超集中状態に入っていたからとしかいいようがありません。

かつて私がカウンセリングをさせていただいたサッカー選手も、同じようなことを言っていました。

「ボールがゆっくり飛んできて、確実にパスが受け取れた」

「ＰＫのとき、ゴールキーパーの動きがスローになって、シュートコースが読めた」

超集中状態に入ると、このように自分の力とは思えないような能力が発揮されます。ふだんは埋もれてしまっている、本来の能力が開花するのです。

最近の言葉でいえば、「神ってる」状態といい表すことができるでしょう。そして、神ってる人は、えてして超集中状態の常連なのです。

ちなみに、超一流のアスリートやビジネスマンは、日ごろから集中状態にあり、なおかつピンポイントで超集中状態に入るケースが多いようです。

ふだんから集中状態にあるということは、まわりの雑音に振り回されにくいため、もともと能力は相当高いわけです。それに加えて、「ここぞ」というときに超集中状態に入ることで、世間をアッと驚かせるような、超人的なパフォーマンスを見せることができるんですね。

そのような人は、いつもどんな感覚で過ごしているのでしょうか。

これは人によってさまざまのようですが、ある成功者に伺ったところ、「目に見えて成功を感じるようになったころから、自分がすごくクールになった気がする」とおっしゃっていました。喜怒哀楽の差が小さくなり、冷静で穏やかな毎日だというんですね。

ビジネスでは日々、大なり小なり人の感情を揺さぶるような出来事があるものですが、そうしたことにいちいち振り回されず、どっしり構えていられるようになったということなのでしょう。

あらゆる場面で成果を出せる能力

超集中状態は偶然もたらされることもありますが、基本的には、訓練なしに自分で操ることはできません。「ここは集中しよう」と努力すれば集中状態になることは可能ですが、それでも長く持続させるのは難しいもの。ましてや超集中状態にいたっては、いうに及ばずでしょう。

目の前のことに無我夢中で高いパフォーマンスを出そうとしても、意識でそれを動かすことはできません。超集中状態に入るには、日ごろから訓練をする必要があるのです。そして、そのような訓練を積んでいるのが、一流と呼ばれる人たちなんですね。

先ほど例にあげたイチロー選手などは、超集中状態を手に入れるためのトレーニングをなによりも大切にし、1日も欠かさず実践している1人ではないでしょうか。それこそ1日24時間、片時もむだな時間を過ごすことのないよう、常に超集中状態を迎える準備をしているといっても過言ではないと思います。だからこそ、ここぞという場面で的確に超集中状態に入れるんですね。

体を使って勝負するアスリートの場合は、

「球が止まって見えた」
「相手の動きがゆっくり見えた」
「（ゴルフの）ホールが大きく見えた」

など、超集中状態に入った状態がわかりやすいといえるでしょう。超集中状態に入るとケタ外れのプレーになりますし、そのプレーが結果（得点）に直結しやすいため、誰の目から見ても超集中の威力が感じられると思います。

一方、ビジネスの場合は瞬間的なパフォーマンスで結果を左右するのではなく、じっくり取り組んで成果につなげるものですよね。そういう意味ではピンとこないかもしれないのですが、実はビジネスパーソンのほうが成果を感じやすい側面もあります。

先にお伝えしたように「文章がスラスラ書ける」「ひらめきやアイデアが次々に浮かぶ」「ふだんの何倍ものスピードで仕事が片づいた」「必要な情報を完璧に暗記して、最高のプレゼンができた」といった効果を、日常的に感じることができるからです。
超集中の効果はたくさんありますが、大きく分類すると、次の３つに集約されます。

①発想力
②洞察力アップ
③仕事の効率化

①の発想力はすでにご説明したとおり、超集中状態に入ると、脳内にある膨大な情報のなかから自分に必要なヒントや答えが自動的にアウトプットされるということです。だから、次々と斬新なアイデアが生まれたり、それまで思いつきもしなかった素晴らしい考えがわいたりします。
また、決断を迫られる場面でも、瞬間的に「これがいい！」と判断できるようになるのも超集中状態に入ったときの特徴です。

発想力というのは、

「直感力」
「想像力」

「感受性」
「柔軟性」
「独創性」
「情報収集力」

などが総合的に必要となりますが、超集中状態に入ることによって、これらがすべてカバーされると理解していいでしょう。

アイデアは、どんな仕事にも必要とされます。クリエイティブな仕事はもちろんですが、事務職や体を使った仕事なども、「どうすればもっと便利なしくみがつくれるか」「こうすれば、みんなが働きやすくなる」といった考えは欠かせないものですよね。

②の洞察力は、おもに人間関係に役立ちます。超集中状態になると、人の表情や空気感など、実に細かい部分まで目が行き届くようになります。そのため、他者に対する見方が変わってくるんですね。

たとえばこれまで、上司にささいなミスで注意されたりすると、「細かいことをいちいちうるさいな」とむかっとしていたとします。でも、洞察力がアップすると「上司はなぜ、こんな小さいことで注意するんだろう」と、背景を知ろうとするようになります。

その結果、自分ではささいなミスだと思っていても、実際は取り返しのつかない大きな失敗につながる可能性があったからだとわかることもあるでしょう。自分のためにもなりますが、上司の言うことを素直に聞けるようになりますから、上司との関係も改善されるはずです。

これは一例ですが、部下からパワーハラスメントで訴えられかけていたクライアントの方が、トレーニングを積んだことで徐々に職場での人間関係が良好になり、訴訟を免れることができたケースもあります。

ビジネスパーソンの悩みの多くは、人間関係によるものであるといわれています。ですが、相手が何を必要としているのか、何を言いたがっているのかという機微がわかるようになれば、ほとんどの問題は解決してしまうでしょう。

もちろん、アスリートの場合は超集中状態に入って洞察力が研ぎ澄まされると、「ここにボールがくる」「この方向にボールを打てば得点につながる」ということまで予測できるようになります。これが、まさにスーパープレーを生むわけです。

そして最後の③ですが、超集中すれば、仕事の効率が上がるのはあたりまえともいえます。ただし、その度合いがケタ違いだということです。

脳が高速回転するだけでなく、発想力や洞察力もアップするわけですから、ふだんは2

時間かかる仕事が30分で終わったということも珍しくありません。

これら3つの効果が手に入った自分を、想像してみてください。

ビジネスパーソンが「こうなれたらいいのに」という願望を、ほぼ網羅していることが、おわかりいただけたのではないでしょうか。

超集中はマルチタスクをも制する

集中力とは、1つのことをやり続ける能力です。

この定義から考えると、やるべきことが1つしかないときはいいのですが、複数の作業を同時にこなす必要がある場合、どうしたらいいのか悩まれる方もいらっしゃるかもしれませんね。

たとえば多くのワーキングママは、常にマルチタスクに追われているのではないでしょうか。小さなお子さんを抱えている方は、なおのこと忙しい毎日だと思います。

朝は誰よりも早く起きて、洗濯機を回しながら子どものお弁当づくり。時間がきたら夫や子どもを起こし、朝食の支度をして食べさせる。

家族が食事をしている間に洗濯物を干し、慌ただしく自分の身支度を済ませます。近ごろの働くママはみんなおしゃれだから、あまり手抜きもできずたいへんでしょう。

その後、バタバタと子どもを着替えさせて家を飛び出し、保育園に預けたら、自分は会社へGO。フルタイムで夕方まで働き、ぐったりして退社します。

子どもを迎えに行き、買い物をして帰宅したら、着替える暇もなく洗濯物をとり込んでアイロンがけ。それが終わっても、子どもの相手や夕食づくりで、休むどころではありません。

家事って、たいしたことないと思われるかもしれません。でも、食事をつくりながら集中力に欠けると、包丁で手を切ったり、油でやけどをしたりと、危険がいっぱい。小さなお子さんであれば、目を離したすきに何をするかわかりません。あちこちで注意力が必要とされるのです。

こんなにたくさんやるべきことがあると、どれから手をつけたらいいのかもわからず、もうパニックですよね。

実はこんなときも、超集中状態に入ると楽勝なのです。

超集中状態になると空間認識力が上がるため、マルチタスクの全体像を把握することができます。なおかつ、1つ1つの作業も、瞬時に頭を切り替えながら集中できるわけです。

イメージとしては、こんな感じでしょうか。

ドローンカメラで上空から全体像を映し出し、作業の優先順位を確認します。次の瞬間には、やるべきタスクをズームアップ（集中）し、それが終わったら瞬時にまた全体像を確認し、次のタスクをズームアップ。

このように常に全体像を確認しながら、多様な作業を1つ1つパッパッと切り替えて集中できるようになるんですね。

やることがたくさんあるときって、あれもしなきゃ、これも……と混乱して、冷静に優先順位をつけられなくなりがちです。それでも何とか作業を始めたとして、今度はやるべきことの1つ1つにうまく気持ちを切り替えることができず、結局どれも集中できないということになりかねないわけです。

1つのことに集中すると、次の作業に移っても前のことに引きずられたり、気持ちが切れたりして、なかなか新しいタスクに集中できません。でも、それも一気に解決です。

集中を超えた超集中だからこそ、「この瞬間はこれに集中」「次はこれに集中」という切り替えが超人的に速くなり、マルチタスクでもパニックにならないのです。

よく「超集中状態の持続時間は短い」といわれるのですが、実際には、超集中状態に入ったときの状況で短くも長くもなります。

たとえば、私がカウンセリングを行っているサッカー選手たちの場合、試合中ずっと超集中状態を維持しているわけではありません。必要なときに、瞬間的に超集中状態に入るだけなんですね。

相手がディフェンスにきて「どうしよう！」と思ったそのときに超集中状態に入ってうまく相手をかわしたり、相手にボールを取られる前に味方にパスを出すことができたり。サッカーでは、そういう超集中状態の入り方をするのが特徴です。

一方、将棋を例にあげますと、1局のなかで何度も超集中が訪れている状態といえます。短い超集中状態を繰り返しているんですね。

棋士は1手指すごとに、その数十手先まで読むといわれます。一流の棋士になれば100手先まで読むこともあたりまえだそうですから、1手ごとに尋常ではない集中力を必要とします。

かつて、プロ棋士の羽生善治さんが「1局終えると3kgやせる」とおっしゃっていました。それくらい超集中状態を繰り返して、脳をフル回転させているのでしょう。

アスリートでも、テニスやバドミントンのようなラリーが続く競技は、将棋のように短い超集中状態を繰り返すパターンといえますし、先ほどのワーキングママの例も同じですね。では、超集中状態の時間が長くなるのはどんなケースでしょうか。私が知っている最長記録は、ビジネスパーソンが書類作成で超集中状態に入ったときの2時間です。

ある男性が、仕事の資料をひと晩で作成しなければならず、とても焦っていました。かなり手のかかる資料だったそうなんですね。

ただでさえ時間がないなか、これといったアイデアも浮かばず、何も書けないまま時間ばかりが過ぎていきました。ところが、焦りまくって「もうダメだ！」と思い始めた明け方、ふいに超集中状態に入ったのです。

急に信じられないほどのアイデアがわき始め、そこから一気に勢いづいて、出社までの間に完璧な資料が完成。会社でも、その資料が高く評価されたといいます。

ご本人に伺ったのですが、超集中状態に入ってからは徹夜でもまったく眠気がなく、頭が研ぎ澄まされていて、今まで考えたこともないようなことがスラスラ書けたそうです。そして資料ができ上がって気がついたら、2時間経っていたと言うんですね。

こんなふうに、長時間にわたって超集中状態を維持するケースもあるのです。

頭脳勝負の棋士や研究者であろうと、肉体で勝負するアスリートであろうと、基本的な構造は変わりません。

超集中状態に入ることができれば、誰もが自分の能力を最大限に発揮し、最高のパフォーマンスを披露できます。

先に、一流の人たちはふだんから集中状態にあり、それに加えてピンポイントで超集中状態になると申し上げました。それが、常に平均以上のパフォーマンスを見せながら、ここぞというときに超人的な大技を披露するカギであると。

この観点でいえば、先ほどのビジネスパーソンの場合、日常的にもっと集中状態をつくることができていれば、より早く超集中できたかもしれません。であれば徹夜することもなく、身体的にもずっと楽になりますよね。

ふだんから集中状態にあれば、「すきま時間」を有効に使えるようにもなります。

どんなに忙しい方でも、10～15分程度の空き時間というのは、ちょっとした待ち時間や移動時間のなかにけっこうあると思います。ふつうはぼんやり過ごしてしまいそうなものですが、そんな短い時間でもパッと超集中状態になれたら、1つや2つ、やるべきことができるかもしれません。「10分しかない」という制限があるからこそ、いっそう要領よく作業が進められるのではないでしょうか。

こうしたすきま時間を活用できるのも、超集中の魅力。5分でも10分でも、積もり積もれば大きな違いとなり、残業時間を減らすことにもつながるでしょう。

誰でも超集中状態に入ることができる

実際にどうやって超集中状態に入るのかということについては、4章で詳しくお伝えしますが、先にこれだけは絶対にお伝えしておきたいということがあります。

「超集中状態は誰にでも起きる」

もちろん、超集中状態に入るための技術を磨けばどんな職業にでも就けるのかというと、そういうわけではありません。なぜなら、人には向き不向きがあるからです。

スポーツが得意な人もいれば、会社勤めが向いている人もいます。人をサポートすることが好きな人、歌を歌うのが上手な人……それぞれの適正は異なりますよね。

ただ、今の仕事に不満があったり、「この仕事は自分に向いていないなぁ」と思いながら働いていたりするのであれば、もっと楽に働けるようになります。そして、今よりずっと成果を出しやすくなります。であれば、いやな仕事でも、少しは好きになれるかもしれませんよね。

逆に、すでに自分に向いている仕事をしている方にとっては、それこそ、その仕事において超一流を目指すことも夢ではないでしょう。

超集中を生み出す力は、どんな人でも磨くことができます。今、あなたが超集中状態に入れないのは、その努力をしていないだけ。やれば誰でも、超集中するためのスキルは身につくのです。

超集中状態に入るためのトレーニングは、ある意味、学校の勉強と似ています。

学校の勉強というのは、頭が悪いからテストで点が取れないのではありません。ちゃんと勉強をしていないから点が取れないだけなのです。

では、勉強していても点が取れないのはなぜか。それは、勉強の仕方が間違っているからです。

勉強って、どう覚えたら記憶に残るか、どこに重点を置くべきかなど、いろいろコツがあります。それを無視して、ただひたすら時間をかけてもメリハリがつきませんし、勉強の成果も出ません。

それに加えて、テストが終わったらもう勉強しなくなる。すると、覚えたことはすぐに忘れ去り、なんのスキルも残らない……ということになるわけです。

みなさんは、日本語がペラペラですよね。ひらがなもカタカナも、漢字も読めるから、今だって本を読むことができているわけです。

では、英語はどうでしょうか？　学校であんなに勉強したのに、ほとんど話せない、読めないという方も少なくないと思います。

なぜ日本語と英語とでは、これほど差があるのでしょうか。その理由はただ1つ。

「毎日使っているかどうか」なんですね。

日本語は、毎日使うので忘れようがありません。ところが英語に関しては、日本で暮らしているとほとんど出番がありませんから、どんどんスキルが退化していきます。学生時代に勉強したことなんて、あっという間に忘れてしまうんですね。

同じように、ピアノだって何年も弾かずにいると指が動かなくなりますし、歌もずっと歌ってなければ声が出なくなります。それは継続していないからできなくなってしまっただけで、今からでもピアノや歌の練習をすれば、またできるようになります。

運動機能の場合は、年齢的な体力の衰えは仕方ありませんが、頭を使う勉強や英語などはあまり年齢に関係なく、何歳からでも能力を身につけることができるのです。

アスリートは、研鑽に研鑽を重ねているから超集中状態になれる。そう勘違いされている方が、けっこういらっしゃいます。

ですが、スキルさえ身につけていただければ、アスリートも一般の方も関係なく、老若男女どなたでも同じように超集中状態は訪れます。日本語を話すことができるのなら、それと同じくらい簡単に超集中状態になれるのです。

先に、子どものころに夢中で遊んでいたときや、テレビゲームに集中しているときには、集中状態になっているとお伝えしました。

もう少し記憶を掘り起こしてみてください。

かつて、友達と鬼ごっこをしているとき、自分では考えられないような速さで鬼から逃げきったことはないでしょうか。あるいはゲームに夢中になっているとき、いつもの自分なら絶対にクリアできないステージが、あっさりとクリアできたことはありませんか?

実は、そんなときは超集中状態に入っている可能性があります。夢中になって集中しているうちに、集中状態を抜けて、超集中状態に達していた。だから、難度の高いことでも、まるで自分ではないような力でクリアできたのでしょう。

このように、誰でも大なり小なり、超集中体験があるものだと思います。

それは、脳には超集中状態に入る機能が標準装備されているからです。だとすれば、遊びのときだけ超集中状態になるなんて、もったいないと思いませんか?

せっかく備わっている機能なのですから、ほんのちょっとトレーニングをして、仕事にも大いに活かしていただきたいというのが、私の願いなのです。

超集中状態は自由にコントロールできる

①好きである(心地いいこと)
②思考や感情のコントロールができる
③ホルモンのバランスがとれている

④目的とプロセスがある
⑤社会貢献の意識が伴っている

これは、超集中を呼ぶ５つのポイントです。この５つのポイントがそろったとき、脳の扉がパッと開き、ものすごい勢いで脳が活性化して、超集中状態へと導かれるのです。

５つのポイントをしっかりとクリアすることができれば、超集中状態は自分でコントロールすることが可能です。コントロールするというのは、「いつ」「どんな場面で」超集中状態に入るかを、自在に操ることができるということ。

たとえばサッカーの試合中にチャンスボールが飛んできたときなどは、いちいち「今から超集中するぞ」などと考えている暇はありません。ですが、５つのポイントをクリアしていると、そういうときでも脳が自動モードで勝手に超集中状態に入ってくれるようになるわけです。

では、①～⑤を詳しく見ていきましょう。

①好きである（心地いいこと）

先に触れたとおり、人間は「好き嫌い」「快か不快」で判断する動物であり、好きなことは誰でも集中できるというのは、みなさんも過去の体験などで十分にご存知かと思います。

好きの力は、あらゆることに勝る大きな力を持っています。そしてそれは、超集中状態に入るための条件としても、絶対に不可欠なものといえます。

②思考や感情のコントロールができる

ふだん私たちが何かに取り組むときというのは、無意識のうちに緊張や不安、焦りといった感情が伴います。新しいことであれば、それはなおのことでしょう。

しかし、こうした感情があると気が散るため、超集中状態に入ることはできません。まずは、この忙しく頭をめぐる思考を鎮めなければならないわけです。

仕事でもスポーツでも、私たちのパフォーマンスがもっとも上がるのは、冷静に集中できているとき。プレッシャーで気負ったり、ミスを恐れたりせず、淡々と目の前のやるべきことに取り組むことで超集中状態は訪れます。

ただし、思考や感情が巡ること自体は、決して悪いことではありません。

思考は人間に備わった重要な機能。外からの刺激に反応して思考が巡るからこそ、私たちの生命は守られているのです。それに、思考や感情を無理に押さえつけようとしても無理ですから、「思考はあっていいものなんだ」と考えましょう。

そのうえで仕事のパフォーマンスを高めるには、上手に思考や感情をコントロールする必要があります。

この方法についても、4章でしっかりと解説させていただきますね。

③ホルモンのバランスがとれている

2章でも詳しくお伝えしますが、人は生きている限り、日々さまざまなストレスにさらされています。

一般的に、ストレスというのは悪い出来事にのみ感じるものだと思われていますが、実は結婚や出産といった楽しいイベントや喜ばしいことにも、人はストレスを感じます。つまり、どんなに好きなことばかりしている人でも、まったくストレスなしに生きることは不可能だということです。

人は「交感神経（日中の活動時や緊張したときに優位になる神経）」と「副交感神経（夜間やリラックスしているときに優位になる神経）」のバランスが取れているときに、脳が活性化されます。両者がシーソーのように、必要に応じて上がったり下がったりバランスをとることで、適度なホルモン分泌が促され、超集中状態に入りやすくなるわけです。

ところが忙しいビジネスパーソンは、常に大きなストレスにさらされているため、心身は緊張の連続。緊張時には交感神経が優位になり、副交感神経が抑えられてしまいますから、積極的にリラックスして、副交感神経を優位にしてあげる必要があります。

みなさんは、こんな経験がないでしょうか。

新しい企画のアイデアをずっと考え続けているのに、これというプランが思い浮かばない。仕方がないのでお風呂に入って寝ようと思ったら、入浴中に突然ひらめいた。あるいは、トイレ休憩に立ったときや、掃除をしているときなど、日常の何でもない動作のなかでふいにアイデアがわいてきたことはありませんか?

これがリラックスの効果です。

そのメカニズムについては2章で詳しくご説明しますが、「ひらめきにはリラックスが必要」であるということを、しっかりと押さえておいてくださいね。

④目的とプロセスがある

人は目的があるから、そこに向かって必死に取り組みます。

また、その目的に向かうためのプロセスがはっきりしていなければ、道しるべのない暗がりを、手探りで進むようなもの。いくら目的があっても右往左往してしまい、目的を果たすことができません。

目的や、そこに至るためのプロセスがなければ、思考や感情もざわついてしまいますから、超集中状態も遠のきます。

「こうなりたい」

「そのために●●をクリアする」

という明確な目的とプロセスがあってこそ、人は理想の自分像に向かって邁進《まいしん》できます。そして、超集中状態に入ることで、その自分像があと押しされるのです。

⑤社会貢献の意識が伴っている

脳というのは、自分のためだけには使えないようになっています。人は誰かのために自分の脳を使うことが喜びなんですね。

それは、脳のなかにモノマネ細胞とも呼ばれる「ミラーニューロン」があるからです。

赤ちゃんは、お母さんの笑顔を見て笑うようになります。これがミラーニューロンの始まりなのですが、そういう風に人は誰かの笑顔を見るとうれしくなって、反射的に自分も笑顔になるのです。

誰かを笑顔にしている自分を嫌いな人はいません。人を幸せにするための仕事をしていれば、その仕事も好きになりますし、やりがいも感じます。だから、超集中状態に入りやすくなるんですね。

自分がやっていることが誰かの役に立っているという実感は、難しいことでも「どうにかして、これをやり遂げたい」という強い意志につながります。脳を主体的に使うためには、この「意思」がとても大切な役割を果たすため、社会貢献の意識がなければ超集中状態に入ることはできないのです。

超集中状態で仕事をしている自分の姿を想像してみてください。自分の能力がどこまで発揮されるのか、考えただけでワクワクしてくるのではないでしょうか。

繰り返し申し上げているように、本書ではどなたでも超集中状態に入れる方法をご紹介します。どれも簡単ですから、難しいことを頑張る必要はありません。

1日たった数分でも、効果を感じられるトレーニングばかりです。

実際のところ、私がカウンセリングを行っているなかでも、本当にたくさんの方が次々と超集中状態に入り、十人十色の功績を残されています。

そのどなたも、初めて私のスタジオに足を運ばれたときは、ストレスで疲労困憊だったり、イライラして怒りっぽかったり、うつのような症状が出ていたり……見ているのがつらくなるような状況の方ばかりでした。

そんな方々が、早ければ数日、平均しても1~2か月のうちに何らかのよい兆候を感じ、3か月程度で超集中状態に入ることができています。

みなさんの脳は、計り知れない力を持っています。これまで埋もれてしまっていた本来の能力を、あなたの好きなときに、いつでも存分に発揮してください。

それは仕事や勉強だけでなく、恋愛やダイエットなど、あらゆる分野であなたにサプライズをもたらすことでしょう！

第2章

脳の「能力開花」のしくみ

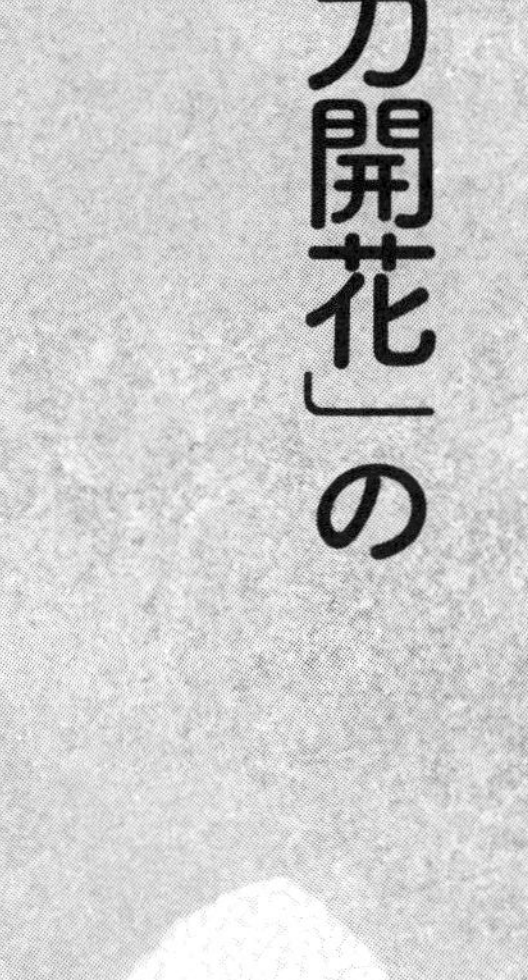

脳の基本的な機能

超集中状態に入ったとき、人間の脳はどのようになっているのでしょうか。

本章では脳の観点から超集中について触れていきますが、ここでは医学的な内容も含みますので、都立駒込病院脳神経外科部長である篠浦伸禎先生の知見を元にご紹介したいと思います。

篠浦先生は、最先端の技術の粋である、脳の覚醒下手術を行われています。覚醒下手術というのは、皮膚などに十分に局所麻酔を効かせ、患者さんが目覚めている状態で手術する手法のことです。脳そのものには痛覚（痛みの感覚）がないため、このような手術法でも患者さんはほとんど痛みを感じることはありません。

なぜ、篠浦先生はこのような手術法を導入されているのでしょうか。それは、脳の手術の特異性にあります。

脳は全身の動きをつかさどる重要な部位ですから、手術は、ほんの少しでも余計な部分を傷つけてしまうと、体にマヒが出たり、目が見えなくなったり、ものを認識する能力に障害が起きたりするような危険性と隣り合わせです。腫瘍の摘出や出血した血管の止血をするなかで、たいへんなリスクを負っているのですね。

その点、覚醒下手術であれば患者さんの意識がありますので、体のどこかに異変が起きないか十分注意しながら手術を進めることができます。少しでも気になる反応が現れたときには即座に対処できますので、術後の後遺症を最小限にできるわけです。

覚醒下手術のメリットは、こうしたリスク回避だけではありません。脳のどの部位にどのような機能があるのかという、きわめて重要な情報を知ることができるようになったことも特筆すべき点でしょう。

では、実際に脳がどのような構造になっているのか、基本的な部分からご説明いたします。

脳は大きく、以下の３つの部位に分けられます。

脳幹

脳の内側の下部にあり、心拍や血圧、呼吸、体温調整といった、生命維持の基本的な機能をつかさどる。

小脳

脳幹を取り囲むように位置し、手足の動きをはじめとする運動機能や、体のバランスを筋肉に送る機能をもつ。

大脳

脳幹や小脳の上にある、脳の中枢。思考や感情、記憶、言語など、知性をつかさどり、人間の脳全体の80パーセントを占める。


大脳は、「大脳新皮質＋大脳辺縁系」を指します。

大脳新皮質は、理論や意識された行動、細かい運動など高次の働きをつかさどる部位で、脳のなかでもいちばん進化しています。また大脳辺縁系は、大脳の内側に存在し、怒りや恐怖といった情動や、性欲や食欲などの本能に関係しています。

少しややこしく感じられる場合は、

「脳幹＝生命維持機能」

「小脳＝運動機能」

「大脳＝知的機能（大脳新皮質＝理性）（大脳辺縁系＝感情）」


と覚えていただけたら大丈夫です。

大脳は右半球（右脳）と左半球（左脳）に分かれており、これらは「脳梁《のうりょう》」という、神経線維の太い束によってつながれています。そして、次のように役割分担されています。

脳の構造

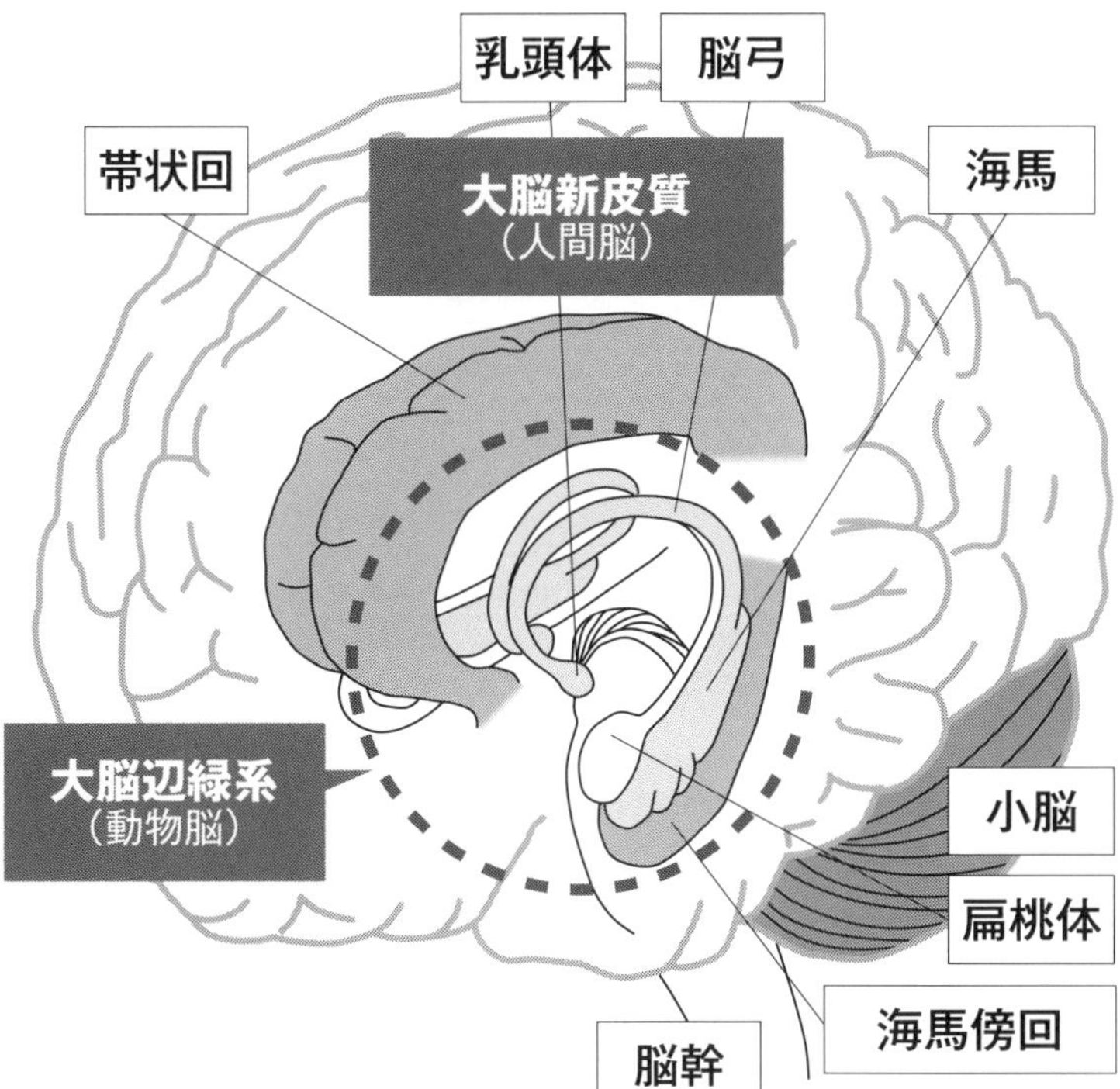

「体を動かしたり、注意力や集中力を発揮したりする機能は右脳」「読み書きや会話といった言語に関する機能は左脳」

たとえば、大脳の一部にある「前頭葉《ぜんとうよう》」がダメージを受けたとしましょう。

右脳の前頭葉に障害が起きれば、まず元気がなくなります。そして、1つの作業をするのにかなり時間を要するようになります。

反対に、左脳の前頭葉に障害が生じた場合は、複雑な思考ができなくなったり、失語症（話す・聞く・読むといった言語に関わるすべての機能に障害が起きること）になったりします。

こうした働きの違いを見ると、脳に病気や障害のない健康な人でも、性格的に「明るいけれど思慮に欠ける人」「物事をよく考えるけれども、笑顔の少ない人」などの違いがあるのは、ふだん、「右脳と左脳のどちらをより多く使っているか」という違いによるところが大きいといえるわけです。

脳の司令塔である「帯状回」を活性化する

大脳には、神経線維がたくさん集まる「帯状回」を中心とした、「デフォルトモードネットワーク（DMN）」という領域があります。この領域が、脳の指揮官といってもいいほど

脳の司令塔「帯状回」

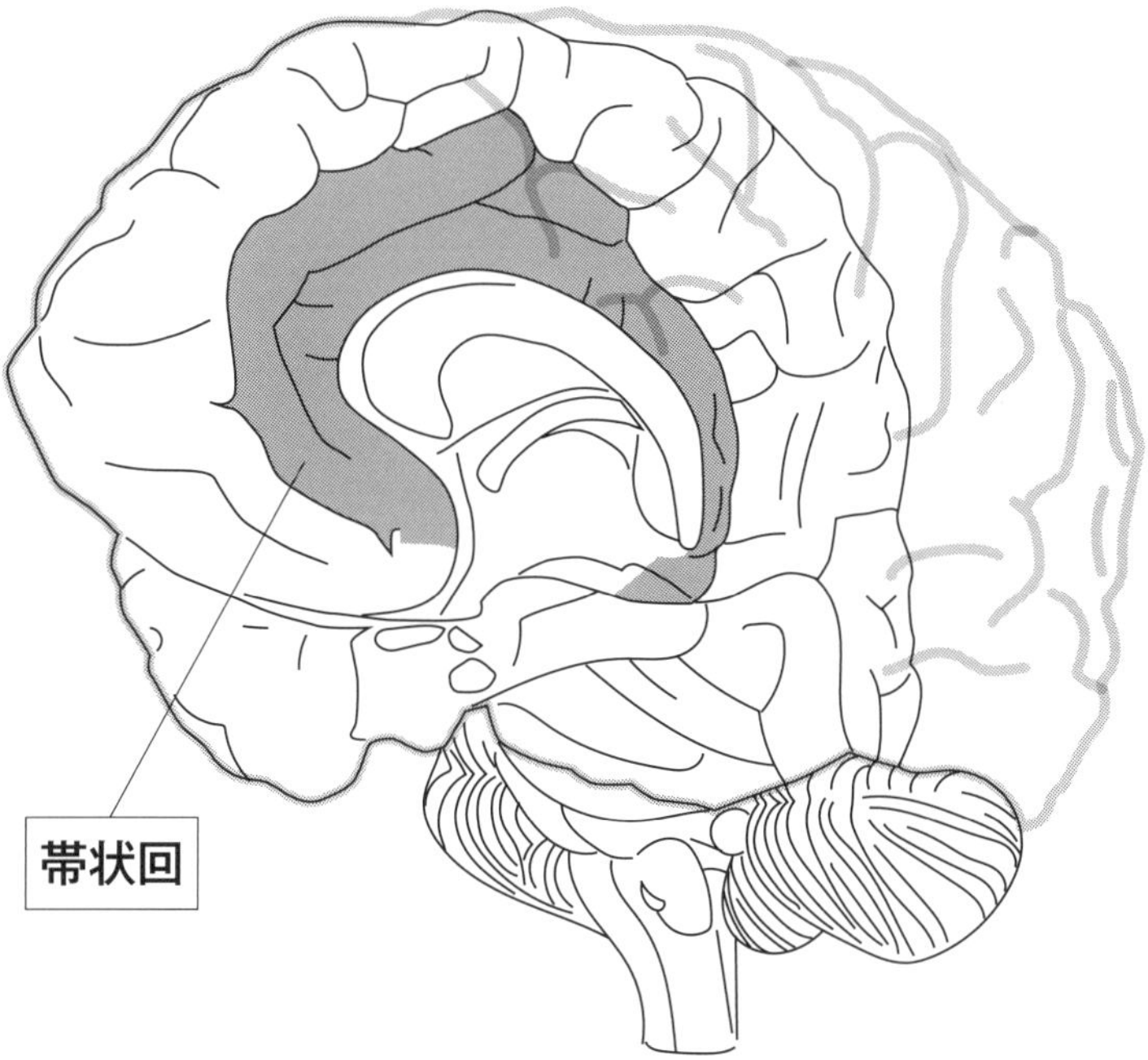

中心的な役割を果たします。

帯状回は、脳のほぼ真ん中（大脳辺縁系と大脳新皮質の境目）にあり、たらこみたいな形をしているのが特徴。不安や恐怖などの神経回路に深くかかわっています。そのため、この部位がストレスに強く反応すると、パニックや不安障害などが引き起こされるのです。

ＰＴＳＤ（心的外傷後ストレス障害）になったりするのも、扁桃体のコントロールが制御できなくなることが原因といわれています。

要は、帯状回には本能的な情動のバランスをとり、感情のブレを抑える機能があるということ。それによって創造力や理性をしっかり働かせ、人間らしさを保っているのです。

膨大な情報の渦のなかにある現代社会では、私たちの脳も、情報という洪水に溺れかけている状態です。そのため、「やるべきことに優先順序をつけられない」「気が散りやすく、集中できない」「イライラして怒りっぽくなり、恐れや不安がつきまとう」といった状況に陥っている方がたいへん多いのが現実です。

そして、この状態になっている人の脳がどうなっているかというと、帯状回の血流が悪くなり、脳の活動が抑制されているわけです。

ちなみに、帯状回の後ろの部分では、自分が今どこで何をしているのかを常にモニターしているのですが、そこの血流が悪くなったり、機能が低下したりすると、アルツハイマー病を引き起こすことが判明しています。

帯状回を活性化するには、どうすればいいのでしょうか。それには、「何もしない」のが一番です。

何もしないというのは、文字どおり、ぼ～っとして頭を空っぽにすること。理由はハッキリとわかっていないのですが、帯状回は外部からの刺激を遮断することで活性化することがわかっています。

外側から見ると、ただぼんやりしているだけなのですが、帯状回ではパーッと血流が促されます。すると、脳内ではものすごい速さで情報整理が行われたり、必要な情報がピックアップされたりするのです。その結果、

「やるべきことの優先順位がつけられる」

「目の前のことに集中できる」

「心が落ち着いて、すっきりと穏やかな気持ちになる」

といった変化が起きます。

勘のいい方は、もうおわかりですね。

「帯状回が活性化すると、超集中状態に入る」

反対に、さまざまな情報を見聞きすることによって脳が刺激を受けると、帯状回の活動

は抑制される性質があります。つまり、なかなか集中できなくなるばかりか、感情のブレで理性が失われやすくなり、人間らしさを保つことさえ難しくなってしまうのです。

何もしていないときに帯状回が活性化するのなら、寝ているときにも活性化されるんじゃないの？　そう思われるかもしれません。ですが、眠ることと何も考えないこととは、ちょっと違うんですね。

「目は覚めているけれど、外からの刺激を遮断している状態」

これが最大のポイントです。脳波でいうと、眠りに入る直前のθ《シータ》派が出ている状態のときに、帯状回は活性化されます。

ぼんやりと散歩をする。無心で洗い物をする。このようなとき、私たちは外からの刺激を遮断し、帯状回が活性化されているのです。あるいは先にお伝えしたとおり、トイレでリラックスしたときや、お風呂につかって「はぁ～」と気持ちよさを感じたときなどもそう。ふいに素晴らしいアイデアが下りてくるのは、帯状回の血流がよくなって、超集中状態に入ったからです。

ちなみに、何も考えていないときの私の脳をｆＭＲＩ（ファンクショナルエムアールアイ。脳を使ったときに、どの部位が働いているのかを画像で確認する検査法）という機械で撮影してもらったところ、帯状回の後部が濃く現れました。

この検査では、濃く表れた部分が活性化しているサイン。つまり、「目は覚めていながら、外からの刺激を遮断している状態」のときに帯状回の血流が促されていることがしっかりと確認できたわけです。

超集中状態になるほど、脳全体が活性化する

近年の研究では、ＤＭＮが活性化する年数が長ければ長いほど、帯状回の前部に位置する大脳新皮質の「灰白質《かいはくしつ》」という部分が厚くなっていくことがわかっています。灰白質が厚くなるのは、脳が大きくなるのと同じことで、脳の機能はより強くなります。扁桃体をしっかりとコントロールできるようになるので、ストレスにも強くなるのです。

「帯状回の活性化＝脳全体の機能が向上」

このようなことがいえるわけです。

本書でご紹介する「超集中状態に入るためのトレーニング法」は、帯状回の活性化が主軸となっています。そのため、プログラムを実践することで、帯状回のみならず、あらゆる脳の部位が活性化されることがわかっています。

私がカウンセリングを行っている方々も、本来の目的である超集中だけでなく、うつ病

や依存症、高血圧など、さまざまな精神疾患や内臓の病気まで改善したと喜ばれるケースがあとをたちません。もちろん、先にあげた認知症の予防にもひと役買ってくれます。

超集中状態に入ることは、帯状回の活性化なしには実現できません。そして超集中状態を経験すればするほど、脳そのものの機能もボトムアップされ、情報処理能力や思考能力はますます高まるといえましょう。

ちなみに、超集中状態になると、大脳の楔前部《けつぜんぶ》という部位で、情報が完璧に整理整頓されます。必要な情報が優先順位にのっとって並び、それがドミノ倒しのように、順序よくアウトプットされるのです。

すると、そのとき自分が行っている作業に必要な情報がパパッと思い浮かんだり、身体が滑らかに動いたりして、すべきことをむだなくスピーディーにこなせるようにもなります。

このようにいうと、システマチックで大掛かりな作業のように思われるかもしれませんね。でも、すべては脳が勝手にやってくれること。しかも一瞬で行われるため、自分ではまったく苦労はありません。

もちろん、これだけの作業を瞬時に行うために脳はフル回転しますので、脳としてはかなり消耗します。ただ、これもいわゆる肉体的な疲労とは異なり、私たちが「つらい」「疲れた」と感じることはないのです。

１日中フル稼働して私たちを支えてくれているのに、疲労がたまっても肉体に痛みや倦怠感をもたらさない。重ね重ね、脳というのはありがたい存在ですよね。

では、脳はどうやって疲れを回復するのかというと、「睡眠」です。

実は１日に何度も超集中状態に入るような方は、夜になると眠くて仕方がなくなります。

つまり、眠気がきたら「脳が疲れた」というサインなのです。

逆にいうと、脳をリカバリーすることができる唯一の方法が睡眠ですから、眠りを甘く見てはいけません。

睡眠不足になると、脳は前日の疲れを引きずることになり、本来の能力を発揮することができなくなります。ひいては、超集中状態にも入りにくくなってしまいますから、日々の睡眠を大切にしていただきたいと思います。

ちなみに、十分に睡眠をとって超集中状態に入れるようになると、今度は自然に質の高い睡眠がとれるようになります。実際、私がカウンセリングをしているアスリートやビジネスパーソンに話を聞いても、みなさん口をそろえてこう言います。

「超集中した日の夜は、ぐっすり眠れる」

「超集中した翌朝は、寝起きがスッキリして気持ちいい」

昼間よく超集中状態になっている人は、不眠症とは無縁になるというメリットもあるのです。

〈は虫類脳〉動物脳〉人間脳という力関係〉

私たち人間には、想像以上の能力があります。

その能力を存分に使えば、どんな人でも自己実現できます。思ったとおりの人生を生きられるわけです。

ところが、現実にはそれができず、悩まれている方が本当にたくさんいらっしゃいます。脳をうまく活用できず、超集中状態に入ることができないんですね。

人がなかなか超集中状態になれない理由の1つに、「無意識」もあげられます。

たとえば何か新しいことに挑戦してみようと思っても、「やってみたいんだけど、うまくいくかどうかわからないし……」「やればできるかもしれないけど、でもね……」などと、無意識のうちに否定が入ってしまうことがよくありますよね。

その結果、何もできないまま月日が流れてしまい、そうすると今度は「どうせ私は意志の弱い人間だから」という否定につながる。あっという間に負の連鎖ができ上がってしまうのです。

人がこれほど否定の感情を抱きやすいのは、「動物脳」と呼ばれる大脳辺縁系の作用があるためです。先に脳のしくみをご説明したとおり、大脳辺縁系は情動に関わる機能（具体的には、食欲、性欲、睡眠欲、意欲といった本能的な欲求のほか、快感や不快感、喜怒哀楽、怖れなどの感情）をつかさどっています。

本能的な欲求や感情というのは、自分の生命を維持・繁栄させるために、外側からの刺激に反応したもの。いわば自分を守るための機能だからこそ、大脳辺縁系は動物脳という別名がつけられているわけです。

この動物脳が、私たちの気づかないところで行動や思考にブレーキをかけているのです。たとえば、新しいことを始めるときに不安や恐怖といったネガティブな感情が伴うのは、未経験のことにはストレスがつきものだからです。そのストレスから身を守ろうとして、否定的な感情がわいてしまうわけです。

ちなみに、動物脳より強力なエネルギーを持つのが脳幹です。脳幹は心拍や血圧、呼吸といった、生物が生存するためのもっとも基礎的な機能を擁することから、別名「は虫類脳」といわれています。

人間にとって一番のストレスは、生命の維持が妨げられること。ですから、生命に関わる状況に直面すると、恐怖よりも先に心拍数が上がったり、呼吸が激しくなったりするんですね。

その一方、人間は感情に揺さぶられても、理性で冷静さを保とうとすることができます。

これは人の気持ちを察したり、複雑な思考をしたりする大脳新皮質の働きで、は虫類脳や動物脳に比べて高次な機能であることから、「人間脳」と呼ばれます。

もし人間脳の影響力が強ければ、物事を好き嫌いで判断したり、快不快に振り回されたりすることはありません。やると決めたことは最後までやり通せますから、意思が弱くて続かないという現象も起きないはず。ですが、実際にはそうではありません。

私たちがどんなに自分では強い意思を持ったように思えても、無意識のところで動物脳の感情に引っ張られてしまい、人間脳の影響力は小さなものになってしまいます。

たとえば、何かいやなことがあったとします。いくら人間脳で気にしないようにしようと思っても、そのことばかり頭に浮かんでどうしようもないときってありますよね。

「頭ではわかっているのに、どうしても気持ちがついていかない」

このようなことは、さまざまな場面で起こりえます。失恋したときや、仕事で大きなミスをしたとき、誰かに傷つけられたとき……みなさんも、過去にそのような経験がいくつもあるのではないでしょうか。

頭ではわかっていても、心がついてこないのは、動物脳が不快感を示しているからです。

人間脳は意識的に動かせますが、は虫類脳や動物脳は無意識であるため、自分で動かすことはできません。だから、「どうしても気持ちがついていかない」ということが起きるわけです。

人間脳の働きは生命に関わるものではないため、残念ながら、エネルギーの強さはは虫類脳や動物脳に負けてしまいます。

進化の過程でも、もっとも生命に関わるは虫類脳が一番に形成され、次いで動物脳、そして最後に人間脳ができ上がりました。

自分の身を守ることは、生物の基本。

だからこそ、は虫類脳や動物脳には、たいへん強烈なエネルギーがあるんですね。

こうした背景から、は虫類脳、動物脳、人間脳を、次のような力関係で表すことができます。

は虫類脳（脳幹）＞動物脳（大脳辺縁系）＞人間脳（大脳新皮質）

篠浦先生によれば、は虫類脳や動物脳に相当する部分に腫瘍ができると、人間脳に問題が生じるのとは比較しようもないほど症状が重くなるのだそうです。

そういう意味では、は虫類脳や動物脳は、脳のエンジンともいえる存在でしょう。

動物脳を制する者が「超集中力」を手に入れる

ストレスは動物から見れば「敵」ですから、動物脳はそれに対して、攻撃や逃避の反応を起こします。

ストレスで逃げたり、攻撃したりするのはすべて、自分の身を守るための行動。生物の本能としてはあたりまえのことで、自然界に生きる動物であれば、誰からも非難されることはありません。

でも、人間の場合は違います。ムシャクシャしたからといって、人に暴力をふるう。いやなことがあるとすぐに逃げる。これでは社会のなかで浮いた存在になってしまいますし、まわりから信頼されず、仕事にも支障が出てしまうでしょう。

自分自身も、動物脳が暴走した状態で毎日を過ごすのは疲れます。その結果、最後には「もうどうでもいいや」という気持ちになってしまう方も多いのです。

そうならないために行われるのが、人間が子どものころから受ける「教育」です。社会のなかでしっかり自分の役目を果たし、誰かに喜ばれる存在になれるよう、動物脳をコントロールする方法を、しつけを通じて学ぶのです。

かつて日本では、武士道に習った規範が生活のなかに息づいていました。

「仁（愛）」
「義（正義）」
「礼（謙虚）」
「智（知識）」
「信（信じる心）」

これらは中国の思想家である孔子と、その弟子たちの言行録である『論語』の中核をなす教えです。動物脳とは対極の、人間らしい脳の使い方をよく示していますよね。

ところが、現代人はこうした昔ながらの美徳を汲んだしつけをあまりしなくなりました。その結果でしょうか……最近は、ささいなことで動物脳が暴走しやすくなっている人が増えているように思うのです。

繰り返しになりますが、動物脳が暴走しているうちは、どんなことであれ、集中しにくい状態であるといわざるを得ません。残念ながら、超集中状態に入ることもかなり難しいでしょう。

超集中の糸口は、人間らしい思考や行動の延長線上にあります。それには動物脳を鎮め、人間脳の理性をしっかりと働かせなければならないのです。

もちろん、ほとんどの方は動物脳を暴走させっぱなしで生きているわけではありません。完璧とはいかないまでも、子どものころに受けた教育をベースに、自分なりに頑張って動物脳とつき合っているはずです。

それでも、超集中状態に入れるようになる段階まで、自力でコントロールするのはたいへんなこと。それこそ、動物脳を抑えることに必死になることで、かえってストレスをため込んでしまいかねません。動物脳をコントロールすること自体がストレスになるのでは、本末転倒ですよね。

でも、そんなことをしなくても簡単に、気楽にできる方法があるのです。

それが、帯状回を活性化させるトレーニングです。

先に、帯状回には感情のブレを抑える機能があると申し上げました。それは、動物脳をコントロールすることで得られる効果だったわけです。

帯状回は、人間らしく脳を働かせるための司令塔であり、超集中状態に導いてくれる道先案内人ともいえる存在。その理由が、おわかりいただけたことと思います。

動物脳は、自己実現に不可欠な存在

では、動物脳は厄介者でしかないのでしょうか？

もちろん違います。人間が持つ機能に不要なものは一切ありません。

動物脳はそもそも、自分の生命維持のために機能します。それだけでも大きな存在価値があるわけですが、時として、動物脳が暴走することも、たいへん重要な役割を果たすことがあるのです。

たとえば、インドの独立に寄与したガンジーは、動物脳を爆発させるほどの怒りを公に向け、その強大なエネルギーで革命を起こしました。

若いころ、南アフリカで受けた人種差別にキレたわけです。

ただし、彼はその怒りを暴力という手段に訴えず、不服従非暴力という平和的な手段に転化させてインドの独立を成し遂げました。動物脳が暴走することをあえて止めず、むしろそこから生まれるパワーを原動力に、世の中を正しい方向へ導いたのです。

動物脳をうまく利用すれば、そのエネルギーが超集中状態の邪魔をすることはありません。というより、動物脳の強いエネルギーによって、ぐっと超集中状態に入りやすくしてくれるのです。

例をあげてみましょう。

「あの上司、いつも上から目線でムカつく！」↓怒りのエネルギー

「また失敗したらどうしよう……もう、ほんといやになる！」↓不安のエネルギー

このような動物脳の暴走を上手に受け入れ、プラスの方向に転化させると、次のようになります。

「よし！　独立して、あの上司をアッと驚かせてやるぞ」

「完璧に準備すれば、次は絶対に成功するはず！」

切り替えがうまくできれば、動物脳によって心が乱されることはありません。集中力を高めて超集中すれば、その超人力で思ったとおりの結果を引き寄せることができます。

それどころか、動物脳の強いエネルギーのあと押しによって、自分が定めた目的以上の未来が手に入る可能性もあるでしょう。

動物脳を乗りこなすには、とにかく徹底的に人間脳を鍛えることです。

それでも強大な怒りや不安を抑えることができないときは、ガンジーのように、エネルギーを「私」ではなく「公」に傾ける。公といっても、大げさに考える必要はありません。要は、自分以外の誰かのために志を持てばいいだけなのです。

「この商品で、たくさんの人の生活が便利になる」

「自分が頑張ると、会社の雰囲気がよくなる」

そんな身近なことでも、十分に効果はありますよ。

人間が肉体をもってこの世に生まれてきたのは、さまざまなことを体験・経験するため。

そしてその体験・経験をさせるのが、動物脳の素晴らしい側面といえましょう。

ぜひ、動物脳をプラスに活かし、みなさんの夢を実現していただきたいと思います。

「ミスをしてもいい」が真の実力を引き寄せる

ある男性プロゴルファーの方から、「どうしても成績が伸びず悩んでいる」とご相談を受けました。とくにパットが入らないとおっしゃるのです。

そこで私はたったひと言、こうお伝えしました。

「入れなくていいと思いながら、打ってください」

たったそれだけで、動物脳をコントロールすることができるんですね。

男性はずいぶん驚かれていましたが、実際に練習用のマットでパット練習をしていただいたところ、1時間もしないうちに結果が出ました。

アドバイスしない段階では、10本中3本しか入りませんでした。それが、私のひと言を聞いてから打っていただくと、徐々に入る本数が増え、数十分後には10本中8本決めることができたのです。

ふだんは「絶対入れる」という気持ちで打っていますから、急に「入らなくていい」と思いながら打つのは難しく感じられます。ですが、何度か繰り返しているうちに違和感なくできるようになります。そうすれば、これだけ結果が変わってくるわけです。

もちろん、いい加減に打つのではありません。「入れよう」「入れなきゃ」という気持ちは手放しますが、ホールはちゃんと狙って打つ。これがポイントです。

人は「ミスをしちゃいけない」と思えば思うほど、ミスをしてしまうものです。でも、本当にミスをしたくないのなら、反対に「ミスしてもいいんだ」と思ったほうが、心（動物脳）をコントロールしやすくなるのです。

ちなみに、心をコントロールするには、次の2つの能力が必要です。

「練習でスキルを伸ばす能力」
「本番で力を発揮する能力」

先ほどのプロゴルファーの例でいうと、彼はプロですから、そもそもゴルファーとしてのスキルは十分にありますね。やればできるだけの力はあるんですね。

練習に練習を重ね、技術は体に染みついています。日々のトレーニングによって、体もしっかり動きます。あとは試合で実力を出すだけ。

その段階では、もう「ホールに入れなくちゃ」なんて思う必要はありません。

本番では、試合の重要性が高ければ高くなるほど、動物脳が優位になります。ですから、緊張を止めようと思っても無理ですし、不安感も抑えられません。

であれば、もう人間脳であれこれ考えるのはやめて、動物脳をコントロールするしかないわけです。

ミスしたらどうしようと思うのは、人間脳がもたらす思考であり、それに支配されればされるほど、緊張感は高まります。反対に、「入れなくていいや」と思うと緊張がほぐれ、スッと超集中状態に入ることができるのです。

一方、練習のときにはミスをしないという意識が欠かせません。そして、「自分の課題は何だろう」「どんなプロセスが適切か」といった、あらゆる切り口で自分のスキルアップを図る必要があります。

練習のときには緊張しませんから、しっかりと人間脳を働かせて技術を磨き、それを体に覚え込ませます。

これができれば、あとは本番で心をコントロールするだけで、超集中状態に入ってスーパープレーを見せることができるわけですね。

もちろん、これはビジネスパーソンにも通じることです。

ビジネスの場に置き換えてみましょう。

たとえば営業の仕事をしている方は、販売している商品に関する知識を増やしたり、ライバル企業の商品を研究したり、お客さんに関する情報を集めたりしますよね。これが、日常の「スキルを伸ばす能力」。アスリートでいうところの、日常の練習です。

そして、お客さんのところへ行って新商品のプレゼンをしたり、新規開拓で営業をしたりして回るのが、いわば本番。日ごろ蓄えた知識を元に、いかにその商品が素晴らしいものか、魅力的なものであるかをお客さんにアピールしなければなりません。

ところが、いざお客さんの前に立つと緊張するものです。

「この前も売れなかったから、今日もダメかもしれない……」

「お客さんが難しい顔をしているけど、時間をとらせて迷惑だったかな？」

不安が押し寄せてきて、集中どころではありませんよね。

そんなときは、「売れなくてもいいや」と思ってください。そして、練習したとおりに淡々と進めたらいいのです。

必要な情報が完璧に頭に入っていれば、あとは必死にならなくても大丈夫。そのうちスッと超集中状態に入って、完璧な営業ができるはずですよ。

あのイチロー選手ですら、こう言っています。

「とんでもないところへ行くには、小さいことの積み重ねしかない」

日々の研鑽というのは、地味で単調かもしれません。そのため、時につまらなく感じるものです。

でも、一流と呼ばれる人たちこそ、毎日の積み重ねを大切にしている。

日常を重視できる人だけが、本番で実力を発揮することができます。そして、そういう人が超集中状態に入るからこそ、能力以上のパフォーマンスで成功を手にするのです。

脳内ホルモンと超集中の関連性

超集中状態に入るには、脳内ホルモンのバランスがとれていることも、大きな条件の１つです。

脳内ホルモンというのは、脳の神経細胞がつくり出す化学物質（神経伝達物質）のこと。

現在１００種類以上の物質が確認されており、大きくは、神経細胞を「興奮させる」ものと「抑制する」ものに分けられます。

興奮作用がある代表的な脳内ホルモンは、「ドーパミン」や「アドレナリン」です。ドーパミンは快楽や意欲をもたらす一方、アドレナリンは「ストレスホルモン」とも呼ばれ、生命の危機やストレスに反応して闘争心や緊張感を高めます。

反対に、神経細胞を抑制する脳内ホルモンの代表は「セロトニン」と「オキシトシン」です。セロトニンには、心身を安定させる作用があります。また、オキシトシンは別名「愛情ホルモン」とも言われ、人に信頼感や愛情を抱かせる働きをもちます。

アドレナリンやドーパミンは、その分泌量が適量であれば脳は活性化されます。ところが、過剰な状態が長期にわたって続くと、アルコール依存症やギャンブル中毒を引き起こしたり、イライラや不安、焦り、緊張といった感情を引き起こしたりするなど、脳の働きを阻害します。

こうした過剰分泌を防いでくれているのが、セロトニンやオキシトシンなんですね。いずれも人体に重要な働きをするホルモンであり、これら4つのホルモンが絶妙なバランスで分泌されているときしか超集中状態は訪れません。

超集中状態について語られるのは、アスリートが成果を出したときが多いと思います。それはなぜかというと、スポーツの世界は勝負ありきですから、強い闘争心が必要とされます。

「超集中」の公式

「ストレス」＋「リラックス」＋「集中」＝超集中

脳内ホルモン	ドーパミン	ノルアドレナリン	アドレナリン	セロトニン	エンドルフィン
特徴	瞬間的幸福物質	闘争か逃走	興奮物質	癒しの物質	脳内麻薬
感情・気分	幸福・快感	恐怖・不安・集中	興奮・怒り	落ち着き・平常心	多幸感・恍惚感
分泌方法	小さな目標設定・達成した自分をイメージ	緊張	大きな声を出す・オフにはしっかり休む	考えないトレーニング・副交感神経	人に感謝・喜んで仕事をする
備考	報酬に対して分泌されるため、学びのモチベーションとなりうるが、快感依存になりやすい	ストレスを受けると交感神経が働き、分泌される	大きな声を出すなどすると交感神経が働き、分泌される	脳内ホルモンのバランスを保ち、心の安定を図る・他人の感情や行動に共感を持つ際分泌される	リラックスしてα波を出す

つまり、一般の人よりアドレナリンが出やすいからです。セロトニンやオキシトシン、ドーパミンといったホルモンは日常生活でも分泌されやすいのに対し、アドレナリンは、ごくふつうの日常生活では、分泌されにくいのです。

その点、アスリートはアドレナリンの分泌量が多いことから、超集中状態に入るためのホルモンのバランス条件を満たしやすい。また、超集中している状態がわかりやすいこともあって、スポーツの世界では頻繁に超集中状態体験が語られるのだと思います。

超集中状態に関わるホルモンは、もう1つあげられます。

先に、「ミスをしたらどうしよう」という不安や怖れを取り除くことが超集中への近道であるとお伝えしました。このような不安定な気持ちは、扁桃体によって「ノルアドレナリン」という脳内ホルモンが分泌されることで生じます。

ですが、ノルアドレナリンが分泌されるのは、「負けたくない」「戦わなければ」という前提があるからこそ。ある意味、とても大きなモチベーションにつながるホルモンでもあるわけです。

こうした特徴から、ノルアドレナリンの分泌も超集中状態の必須条件といえます。

ただし、ほかの4つのホルモンと異なるのは、超集中状態に入る「きっかけ」として必要なホルモンであり、超集中状態に入ってからは分泌が抑えられるという点にあります。

なぜ自動的にノルアドレナリンが抑えられるのかはわかっていませんが、恐らく、ノルアドレナリンが分泌され続けることによって、感情が揺らぎやすくなるからだと思います。超集中状態を継続させるためだと推測されますが、これも万能な脳のなせる業なのかもしれませんね。

ホルモン分泌の持続時間はわずか９秒！

脳内ホルモンは神経細胞ですから、厳密にいうと分泌されるものではなく、一瞬その神経の電気がパーッと点灯するようなイメージです。

わかりやすく表現するために、便宜的に「分泌」という言葉が用いられているのですが、実際には何ccのホルモンが分泌されるとか、そういう類のものではありません。

では、ホルモンの作用は、どのくらい持続すると思われますか？

答えは――９秒間です。

神経細胞にパッと光が灯るのは、たった９秒だけなんですね。

つまり、不安や悲しみ、イライラ、怒り、焦り、緊張といった感情は、本来9秒しか続かないということ。もちろんネガティブな感情だけでなく、喜びやワクワクするようなポジティブな感情も同じことがいえます。

にもかかわらず、私たちは何日もハッピーな気分で過ごしたり、悲しみを引きずったりしますよね。それはどういうことなのでしょうか。

実は、人間はイメージ力が強いため、うれしいことも悲しいこともリアルに思い出し、繰り返しそのときの感情を味わっているからなのです。

ホルモンの影響はほんの一瞬しか受けないのに、「あの人はいつも仕事が遅い」「この上司は私のことが嫌いなんだ」と、イメージを膨らませては、せっせと脳に刷り込んでいる。だから、ずっと苦しいのです。

ポジティブな感情であれば、何日続いてもいいでしょう。けれども、ネガティブな感情とはさっさとお別れしたいもの。

いやな出来事を、頭のなかで何回も繰り返すのはやめましょう。

ネガティブなイメージは、「つくらない」「持たない」「捨てる」を徹底すること。それが、超集中状態につなげるテクニックなのです。

受動脳と能動脳

脳には「受動脳」と「能動脳」があります。

・さまざまな情報を外の世界から入手する（受動）
・入手した情報を、自分のなかに蓄積されている知識と組み合わせたり比較したりしながら、創意工夫をしてアウトプットする（能動）

基本的に、脳はこのような流れで動いています。

人それぞれ、「受動が得意」「能動が得意」という癖のようなものはありますが、脳がレベルアップする際には、まず受動脳が主体になるという原則があります。

超集中状態には目的とプロセスが必要であるということは、すでに申し上げたとおりです。そのためには、できるだけたくさんの「正しい情報」をインプットしておかなければなりません。

いくら情報を集めても、間違ったものばかりだと、目的やプロセスを見誤ってしまうからです。

受動脳をしっかりと働かせておかなければ、能動脳を活かせない。すると、超集中状態にも入りにくくなってしまいます。

昭和の時代に「相撲の神様」といわれた大横綱・双葉山のとる相撲は、「後《ご》の先《せん》」といって、相手より一瞬遅れて立ちながら、先に動くのが最大の特徴でした。

つまり、受動あっての能動であり、それが双葉山の強さを支えていたんですね。

サッカーのPKでも一流の選手は必ず、ゴールキーパーがどのような動きをするか瞬時に見極めてからボールを蹴ります。これも、双葉山の作戦と同じように、受動あっての能動。

超一流と呼ばれる人たちは、受動脳を先にフル活用することで、その後に使う能動脳の働きをより高めています。

もちろん、ビジネスパーソンも同じです。日ごろ、深く考えずに自分の直感や気分で行動してしまうという方は、まず情報を集めることに意識を向けてみてください。

そうすれば、その後の行動によって得られる結果も、大きく変わってくることでしょう。

超集中の条件は受動脳と能動脳のバランス

逆に、受動脳ばかりで能動脳を使わない人は、引きこもりタイプ、評論家タイプなどといわれます。

いろいろな情報をもっているインテリなのに、「じゃあ、これはできますか？」と聞くとできない。いくら知的でも、行動に移してそれを活用しなければ、ただの情報ツウで終わってしまいます。宝のもちぐされなのです。

また、能動脳が機能しなければ、何かあったときにパニックを起こしたり、立ちすくんでしまったりする可能性もあります。実践経験がないために、「このくらいは大丈夫」「こういうときは、こうすれば解決する」という機転が利かなくなってしまうわけです。

そうならないためにも、「学ぶ⇅行動する」ということをコンスタントに繰り返し、どんどん受動脳を使っていただきたいと思います。

視覚や聴覚、嗅覚、味覚、触覚といったあらゆる脳の機能を使って受動脳を鍛えると、脳のさまざまな部位が柔軟になります。それによって、能動脳を発動する際にもいっそう効率的に動けるようになるのです。

ちなみに、自己啓発などではよく、アファメーションやプラスの言葉などを常に口にし続けていると、幸運が引き寄せられるといいます。

この場合、「いい言葉を口に出す能動脳を使っている」と思われる方が多いのですが、実は受動脳のほうを強く使っている状態です。

言葉を使って能動脳を働かしたいのなら、「こういう言葉を使うと、運がよくなるよ」ということ自体を誰かに教えてあげる必要があります。そうすることで初めて、受動脳と能動脳の両方を使うことになり、超集中に近づくことになります。

結果的に、アファメーションなどの効果も実感しやすくなります。

受動脳や能動脳を育むには、自分の思い込みや偏った理想にとらわれないことも大切です。先入観なく現実を見て、その本質をしっかりと見極めること。これが、受動脳や能動脳のレベルを大きく引き上げるポイントなのです。

ストレス耐性を上げると集中しやすくなる

・何かあると、すぐにクヨクヨ考えてしまう
・気持ちが切り替えられず、不安や怖れをいつまでも引きずってしまう
・精神的に不安定で、夜眠れなくなることがある
・気がつけば愚痴を言っている
・仕事に行きたくないと思うことが多い
・自分の意見を人に言うことができない

みなさんは、このようなことに心当たりはありませんか？

実は1つでも当てはまる方は、ストレス耐性が低くなっている可能性があります。

ストレス耐性というのは、文字どおり「ストレスを感じたときに、どのくらい耐えられる力があるか」という意味です。

ストレスというと、すぐに思いつくのは、人間関係や仕事などで感じる、精神的なストレスかもしれませんね。ですが、ストレスは精神的なものだけではありません。

そもそもストレスとは何かというと、生命に危険を感じたときに、不安になったり怖れを感じたりすることで、ノルアドレナリンが出ている状態を指します。つまり、もっとも私たちのストレスになるのは、体の異変です。

急に手がしびれた、心臓が苦しくなった、歩いていて大量の汗が出てきた、朝起きたときに体が全く動かない、目が見えない……こうした肉体的な異常が最大のストレスです。

一方、人間関係や仕事などによる精神的なストレスは「自分の思いどおりにならない感覚」と置き換えることができます。要は、動物脳が反応しているわけです。

しょっちゅう体調が悪くなる。日ごろから「いやだなぁ」と思うことが多い。そういう方は、ストレス耐性が低くなっている可能性が高いといえましょう。

ストレス耐性が低くなると、確実に集中力を低下させてしまいます。それは、ストレスで人間脳の機能が低下し、動物脳の暴走が抑えられなくなるからです。

ストレス耐性を高める方法は、4章でしっかりご紹介しますのでここでは割愛いたしますが、小さいお子さんをお持ちの方は、ぜひ小さいうちから「しつけ」を意識してみてください。少しくらい厳しくなってもかまいません。

もちろん、何でもかんでも親の勝手な思い込みで厳しくすればいいというわけではありません。深い愛情をもって「礼儀」をきっちり教え込むという意味であり、「勉強しなさい」「ゲームはダメ」といった押しつけにならないよう、注意する必要はあります。

礼儀を知っている子どもは、人間脳が強くなり、大人になっても動物脳が暴走しにくくなります。

ストレス耐性はいくらでも高くなる

あるサッカー選手は当初、ストレス耐性が相当低い状態でした。

いわゆる成人の平均的なレベルにも達していないどころか、このままでは社会生活すら厳しくなるのではないかというほど、深刻な状況だったのです。

実際にお話を伺ってみると、あまりにも日々の緊張感が強すぎるせいで、イップスの症状に悩まされているといいます。イップスというのは、極度の緊張による体の硬直や震えのことです。彼の場合は、ひどい吐き気の症状も起きていました。

それこそ朝起きた瞬間から体調が悪く、家を出る前、クラブハウスに到着するとき、ピッチにあがる前……というように、1日に何度も吐き気をもよおしていたのです。

練習が終わって帰宅しても不調は続き、ひどいときは1日中不調が続きます。見ているだけでも気の毒なほどでした。

当然、サッカーにも身が入らず、大好きなはずのサッカーが嫌いになるほど。もうサッカーをやめたい、何もしたくないとまで口走るようになっていたのです。

ところが、これほどひどい状態でも、わずか数か月のトレーニングでストレス耐性はグングン上昇。最近では、トップアスリートとして必要なレベルをしっかりとキープできるようになりました。

イップスの症状が治まって精神的に落ち着くと、再びサッカーにも集中できるようになったそうです。超集中状態に入る回数もずいぶん増え、以前に比べるとパフォーマンスにも雲泥の差が出ています。

この選手は、サッカーがお好きな方であればどなたでもご存知の超有名選手。詳しい内容をお伝えすることはできませんが、ストレス耐性が高くなったあとの活躍ぶりは目を見張るものがあります。

現在、あなたがどれほど大きなストレスを抱えていても大丈夫です。

第4章でご紹介するトレーニングをすれば、ストレス耐性の低い方でも、この選手と同じような効果が得られるはずですよ。

超集中はアンチエイジングにも効果アリ！

お伝えしてきたように、超集中状態に入ることは、たくさんのメリットがあります。それだけでも十分、魅力的なものであるといえそうですが、実はもっと耳寄りな話があります。

私たちの体は、全身37兆個の細胞で構成されており、それらの細胞は常に分裂を繰り返して、新しい細胞と古い細胞が入れ代わっています。この細胞分裂に深く関わっているのが、「テロメア」という物質です。細胞の染色体の端にある、細長い「塩基」という化学物質です。

テロメアは、細胞分裂するたびに少しずつ数が減り、さらにその長さも短くなっていくそうです。生まれたときには約1万5000ありますが、35歳で半減。その後も、年齢とともにどんどん減っていくといわれています。

テロメアが減少すると、体内で新たな細胞がつくり出されなくなり、やがて寿命が尽きてしまいます。つまり、テロメアが減少すると体は老化が進むということ。

それによって内臓の病気や認知症が引き起こされるほか、肌の老化も進むことになりますから、シミやシワ、たるみといった肌トラブルも起こりやすくなります。

もし、このテロメアを増やすことができれば――。そんな疑問に挑んだのが、アメリカの生物学者であるエリザベス・ブラックバーン博士です。

1000人を超す科学者の研究成果をまとめたところ、なんと、テロメアの減少を食い止めたり、増やしたりできることが判明。健康寿命を延ばすことができることが証明されたのです。

この発表により、ブラックバーン博士はノーベル生理学・医学賞（2009年）を受賞しました。

テロメアを増やすことができれば、寿命が延びるだけでなく、認知症やがんなどの発症を抑えることも可能です。もちろん、肌の老化を食い止めたり、若返らせたりするという、女性にとっては夢のようなアンチエイジング効果もあるんですね。

では、何をすればテロメアは増やせるのでしょうか。その方法は、以下の5つです。

①野菜中心の食生活
②軽めの有酸素運動を週3回程度
③十分な睡眠
④よい人間関係（相談できる人や、カウンセリングが受けられるなど）
⑤なにも考えない時間をもつ

そうなんです！　5つ目の「何も考えない時間をもつ」という部分は、まさに本書で繰り返しお伝えしている、超集中状態に入るための基本と同じ。つまり、超集中は人生の質を高めるだけでなく、健康や美容面での若返り効果もあるということなのです。

しかも、何も考えない時間をもつことの効果は抜群。40代以上の女性23人の被験者が毎日12分間、2か月にわたって何も考えない時間をもったところ、平均で43パーセントもテロメアが増加したというから驚きです。

超集中は生存本能を高める

何も考えないときには、副交感神経の働きがよくなります。そして、その副交感神経をコントロールしているのは脳幹です。

脳幹は、人間の生存機能のもっとも基本的な部分。呼吸や臓器を機能させる、いちばん重要なところなんですね。

ですから、「命＝副交感神経」そういっても過言ではありません。

副交感神経の働きを高めるのは、生存本能や生存機能を高めるのと同じこと。何も考えない時間がいかに大切であるか、おわかりいただけたと思います。

そもそも副交感神経が優位になると、それだけで血管が開き、血流が促されて、末端の毛細血管まで酸素が運ばれやすくなります。すると体温が上がり、新陳代謝（体内で行われる、「掃除」と「栄養補給」のような作用）も盛んに行われるようになります。

これにより、体にたまった不要なものを排出するデトックス効果や免疫力も高まります。それだけでも、確実に健康が増進する効果はあるでしょう。

副交感神経は、腸の働きを促す役割もあるため、何も考えないことは、便秘改善にも役立ちます。便秘は冷えを招いたり、脂肪の蓄積につながったりするなど、女性の大敵。肌荒れも招きますので、いいことは1つもありません。

超集中状態に入るためのトレーニングは、これらの不快な症状をすべて和らげる効果が期待できます。超集中が心身にもたらすよい作用は、それこそ枚挙にいとまがないのです。

第3章

「超集中」は、自分の脳の個性を知ることから始まる

脳にも個性《スタイル》がある

脳は生命を維持する機能や、全身を動かす機能の司令塔です。

そして、思考や感情を左右するマスターでもあります。

脳の機能は、部位によって「情報収集」「短期記憶」「情報の整理」「長期記憶」「情報のアウトプット」など、細かに役割分担が行われています。生理学的に、どの部位がどのような働きをするか、決まっているんですね。

ですが、人によって脳の血流の良し悪しは異なり、どの部分の血流が一番いいかによって、得意なことや不得意なことが変わってきます。人それぞれ「個性」や「特性」が違うのは、それが理由です。

同様に、どんな思考を持ちやすく、どんな感情が豊かであるかといった「気質」や「性格」を生み出しているのも脳の血流です。

個性や気質は、その人の強みになることもあれば、弱みになることもあります。同じことをしても、それを簡単に感じる人もいれば、難しく感じる人もいるわけですね。

そのことを踏まえ、私は超集中状態に入るためのトレーニング法を、脳の特性ごとに変えました。

結果、「Aさんにはこのトレーニングが適しているけれど、Bさんにはまったく合わない」という問題を解決することに成功し、「誰にでもできる」トレーニング法を確立することができたわけです。

そこでまずみなさんに受けていただきたいのが、「脳スタイルテスト」です。

脳スタイルテストとは、「脳医科学に基づき、個性を数値化」し、「脳の特性をわかりやすく体系化」したものです。篠浦伸禎先生と私が、共同で開発しました。

篠浦先生が行われている脳の覚醒下手術をベースにしていますので、脳の機能が忠実に、最大限反映されたテストといえましょう。

私は日ごろ、このテスト結果を用いて、1人1人に合った方法でカウンセリングやトレーニングを行っています。そして、その効果を篠浦先生に検証いただきながら、実地に活用できる手法をつくり上げてきました。

ですが、私がふだん用いている脳スタイルテストは質問項目が多く、複雑なルールに基づいて診断しています。そのため、この場でとり上げることは難しく、本書では簡易テストを用いてみなさんの脳スタイルを判断していただくことにいたしました。

簡易テストでもそれほど正確さは失われませんので、どうぞご安心くださいね。

とはいえ、せっかく本書を手に取ってくださったみなさんには、正規の脳スタイルテストも受けていただきたい――。そんな思いから、本書をご購入くださった方への特典として、正規の脳スタイルテストを無料で受診いただけるようにいたしました。

巻末（２３９ページ）にそのご案内を載せていますので、可能な方は、本書を読み進められる前の受診をおすすめいたします。時間がないなど都合のつかない場合は、もちろん、本書を読み終わってからのアクセスでもかまいません。

脳の血流が変わると性格が一変する

篠浦先生のお話によれば、脳に腫瘍ができることで、性格ががらりと変わってしまうケースは珍しくないそうです。

ある女性は、もともと楚々とした上品なタイプでした。ところが、脳腫瘍のせいで人が変わったように下品な言葉や暴言を吐き、まわりにいる人をののしったりするようになったといいます。

品のいい人柄をつくり出していた脳の機能が腫瘍によって遮断され、反対に粗暴な人柄をつくり出す脳の機能が亢進《こうしん》した結果、このようなことが起きたのです。

こんなケースもあります。

1966年にアメリカのテキサス大学で、ある青年が銃乱射事件を起こしました。そして、その際に警官に射殺されてしまったんですね。

彼は非常に模範的な学生で、このような事件を起こすようなタイプではありませんでした。一体、彼の身に何が起きたのでしょうか？

実は、彼は犯行前に次のようなメッセージを残していました。

「最近の自分は、どうもおかしい。ものすごい恐怖心に襲われたり、暴力的な衝動に駆られたりして、それが抑えられなくなることがある。もし自分が死ぬようなことがあったら、解剖してほしい」

このメッセージを受け、解剖が行われました。すると、驚くべき事実が判明したのです。彼の脳内には、ちょうど視床下部のあたりに腫瘍があったそうです。医師の見解の1つには、その腫瘍が扁桃核を圧迫して動物脳が暴走し、恐ろしい暴力行為にいたったのではないかということでした。

一方、私の知人が明かしてくれた、このような例もあります。

「息子がバイクの事故に遭って脳挫傷を負いました。幸い、命は助かり、後遺症などもなかったのですが、事故後、とても不思議なことが起きたのです。

以前は暴走族のようにバイクで走り回り、人様にご迷惑をかけることもしばしば……。言動も乱暴で、親としてどうしたものかと頭を悩ませていたのです。ところが、事故後は嘘のように表情が穏やかになり、言葉遣いも丁寧になったのです。暴力的な言葉は一切使わなくなりました。

看病し続けた私に『お母さん、ありがとう』とやさしい言葉をかけてくれ、今ではすっかり母親思いのいい息子に。信じられない思いながら、本当にうれしく思っています」

この息子さんの脳にどのような変化があったのかはわかりませんが、もしかしたら事故のショックで、脳内の血流が悪かった部分が改善されたのかもしれません。その結果、穏やかなやさしい性格に変わったと想像することができます。

事故や病気で脳の個性が変わるという観点でいうと、「たまたま脳の機能が改善した」「運悪く脳の機能が悪化した」という偶然性に任せるほかありません。

ですが、私の提唱するトレーニングであれば、こうした病気や事故なしに脳の大改革を起こすことができるうえ、必ずよい方向に変わります。

事故や病気のように短期間で脳がフルチェンジすることはありませんので、毎日コツコツと継続していただく必要はあるものの、どんな方法よりも安全で大きな効果をもたらすものですから、ぜひ試していただきたいと思います。

脳スタイルの基本は4タイプ

みなさんもご存知のとおり、脳というのはとても複雑です。そのため、私たちが考案した脳スタイルだけでも、本来は全部で15種類に分類されます。より細かく分類すれば、もっともっと多くなるくらいなんですね。

とはいえ、それでは複雑でわかりにくいため、正確性を残しながら可能な限り絞り込み、4つのタイプに分類しました。

脳は左右2つの半球からなっており、この2つの半球は、「脳梁」と呼ばれるたくさんの神経の束でつながっています。これがまず、「右脳」「左脳」の分類です。

そして、この右脳と左脳をさらに「2次元」「3次元」に分類することで、自分が脳のどの領域をよく使っているのかが、よりはっきりわかるようになります。

2次元と3次元については、このあと詳しくご説明するとして、まずは右脳と左脳、2次元と3次元の組み合わせで、次のように脳スタイルが決まるということを押さえておいてください。

・右脳2次元スタイル

・右脳3次元スタイル
・左脳2次元スタイル
・左脳3次元スタイル

最初に申し上げておきたいのですが、脳スタイルに良し悪しはありません。

3次元スタイルは2次元スタイルより優れているとか、右脳は左脳より勝っているとか、そのような優劣もありません。あくまでも、脳のタイプに過ぎないのです。

どの脳スタイルにも、強みと弱みがあります。その特性を知って、よい面はさらに伸ばす。弱みになる部分は改善や工夫し、マイナスに作用しないようにすることが大切なのです。

脳スタイルを知るメリット

自分の脳スタイルの特徴や傾向を知っていれば、さまざまな場面で腑に落ちることが多くなります。

「この仕事が苦手なのは、自分の能力が低いからではなくて、脳スタイルに合っていないからなんだ」

脳スタイルは4タイプに分かれる

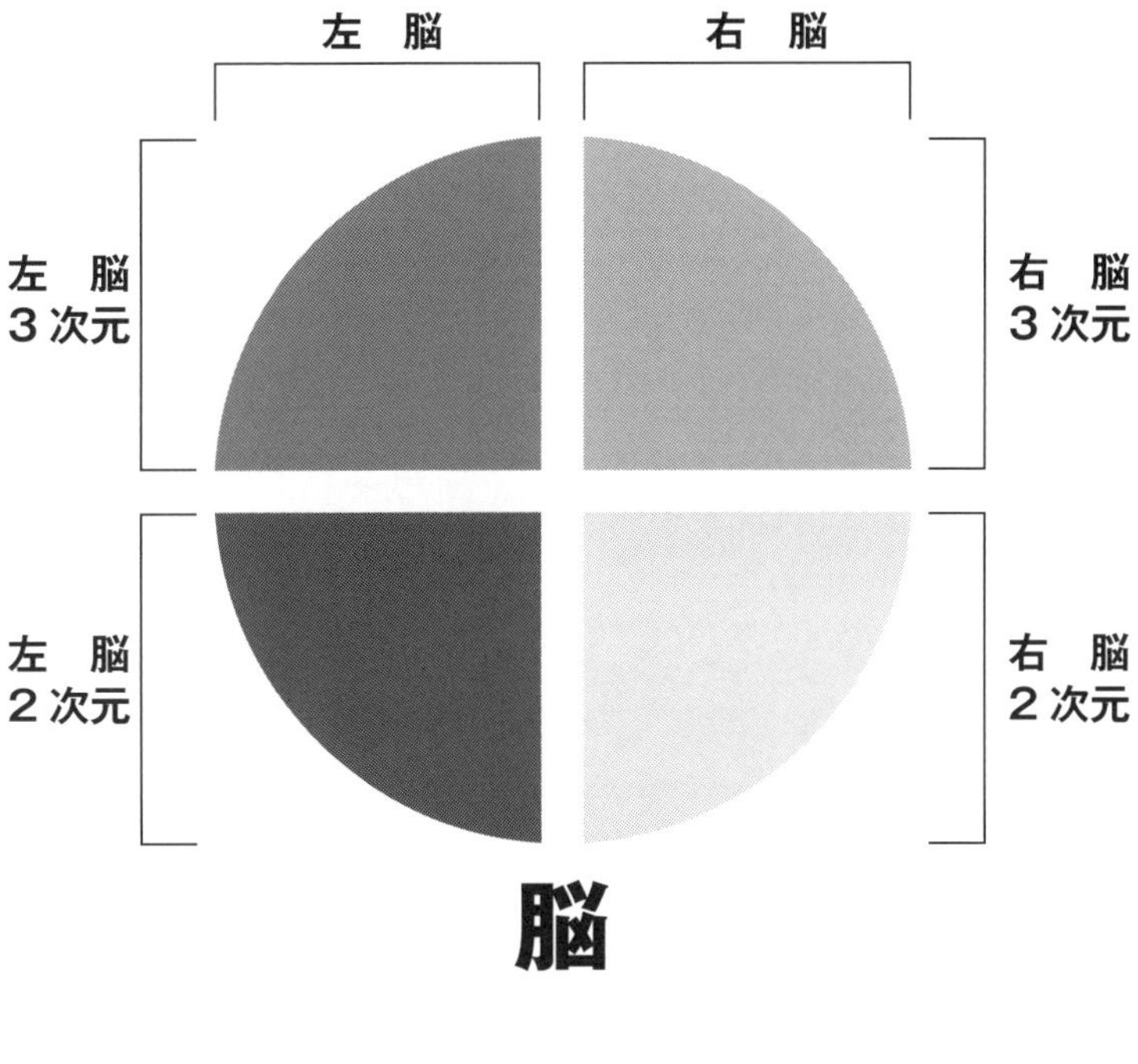

「人の顔色を見てしまうのは、臆病なのではなく、そういう脳スタイルなのか～」

そんなふうに、「どうして自分はこうなんだろう……」と思っていたことの理由が見えてくるため、いたずらに悩んだりすることがなくなるのです。

冷静に自己分析ができますし、自分のタイプがわかれば、その対処法も見つかりやすくなる。むだに落ち込むこともなくなりますよね。

また、人は強いストレスがかかると、脳の特性が「弱み」として出てきやすくなるという側面もあります。そのことも理解しておけば、自己実現のためにはストレスをどのようにして乗り越えたらいいのかという、アプローチの方法もわかってくるのです。

さらに、自分と関わりがある相手の脳スタイルを知れば、その人とのつき合いがラクになるというメリットもあります。

相手の脳スタイルがわかれば、思考の傾向や行動パターンが見えてきたり、予測がついたりするようになります。それによって、これまでは理解できなかった言動でも、「相手に悪気はないんだ」と理解してあげることも出てくるでしょう。もし、職場でスムーズな人間関係をつくることができれば、いい仕事にもつながるはずですよね。

このように、脳スタイルを知ることは、超集中状態に入るための「自分に合ったトレーニング法」を知るだけでなく、さまざまな場面で役立つのです。

なお、脳スタイルの補足をしておくと、どなたでも右脳・左脳・2次元・3次元のすべての機能をもっています。たいていは、

「右脳か左脳のどちらかのほうが強く働く」

「2次元か3次元のどちらかの機能が強く働く」

という傾向があるため、結果的に4タイプのいずれかに属する形になります。

ただし、なかには右脳や左脳、2次元や3次元の両方を、ほぼ均等に使っている方もいらっしゃいます。

人は誰しも、本来は得意な脳スタイルがあります。ですが、仕事などの都合で「もともと得意ではない脳の領域も使わざるを得ない」環境に置かれた場合は、両脳スタイルになることがあるのです。

といっても、仕事を退職するなどで環境が変われば、本来の脳スタイルに戻ります。それくらい、脳の個性は強いものなのです。

ちなみに、生まれた子どもは、両親と同じ脳スタイルであることのほうが少ないそうです。お子さんのいらっしゃる方は、「自分の子どもなのに、親の性格とは随分違うものだなぁ」と思われたことがあるかもしれませんね。

それも個性ですから、お子さんの脳スタイルを尊重しながら、子育てを楽しんでくださ

いね！

右脳スタイルと左脳スタイル　あなたはどっち？

人間は、生まれたときにはすでに、「右脳スタイル」「左脳スタイル」がほとんど決まっているといわれています。

「男性と女性は、別の生き物である」

しばしば、このように表現されますが、男性と女性は考え方の傾向や行動パターンに大きな違いがありますよね。利き脳が右脳か左脳かという違いは、それに似たようなイメージです。

篠浦先生も、こうおっしゃっています。

「右脳は感性の脳、左脳は論理の脳といわれるとおり、右脳と左脳の機能は大きく異なります。

たとえば、右前頭葉の手術をしていると、それまで問題なく会話していた患者さんが、急に集中力が途切れて眠気を訴えることがあります。

反対に左前頭葉の手術をしているときには、簡単な数字をいっていただくだけでも、なぜそんなめんどくさいことをやらせるんだと怒りだしたりするのです」

外来で見える患者さんにしても、右脳に問題を抱えている人は活力に欠け、知能面に異常はないのに、料理などの作業にかなり時間がかかったりするそうです。

また、左脳に問題がある患者さんの場合は、まるで酔っ払いのようにハイテンションでよくしゃべる。その反面、感情の起伏が激しく、複雑な質問をすると不機嫌になるのだとか。

では実際に、自分の利き脳をチェックしてみましょう。

次の2つの選択肢のうち、より自分にあてはまるのはどちらでしょうか？

◆物でも人でも「ひと目ぼれ」しやすい↓右脳スタイル

◆行動する前には必ず検討する↓左脳スタイル

どちらにも当てはまる場合、あるいはどちらにも当てはまらないという方は、両方の脳スタイルを併せ持っている可能性があります。あまり深く考えず、「自分は両方に当てはまりそうだな」と認識しておきましょう。

このあとでご紹介する「右脳の特徴」と「左脳の特徴」を読んでみて、より強く自分に当てはまるなぁと感じるほうを自分の利き脳と考えてもかまいません。

右脳スタイルの特徴

右脳をよく使う人は、人や物の境界をなくして、全体を1つとして見ることができます。全体のなかで、いかに調和していくかを重視するんですね。

また、全体における自分の役割を最優先に考えます。人のいうことも、素直に聞き入れることができるでしょう。

大勢の人を1つにまとめるような、組織のリーダータイプでもあります。

行動力があり、まわりの人の表情や感情を読みとる能力にも長けているため、まわりから頼られる存在になります。

周囲が気持ちよく仕事ができているか気にかけるなど、人間関係が主体で情に厚いのも特徴です。いつもニコニコしていて共感性が高く、楽観的な傾向があるため、たいへん親しみやすいキャラクターです。

発想力や空間認識力にも恵まれていますので、イメージや空間をつかむのが得意。芸術やスポーツにも向いています。

たとえば芸術の場合は、自然のエネルギーを感じ、そのエネルギーと一体化するような感覚で作品づくりをすることで、フランスの印象派のような素晴らしい作品を生み出すことができるのでしょう。情熱があり、情緒や感性が豊かなため、音楽家としても成功しやすいタイプです。

スポーツならメンバーをまとめたり、チームの一員として自分の役割をしっかりと果たしたりすることができますので、リーダー的な存在となって強いチームづくりに貢献することができます。

一方、真理を追究したり、競争したりすることは苦手。

今という時間のなかでいかに気持ちよく生きるかを優先する、アリとキリギリスのキリギリスタイプです。そのため、不快なことには拒絶反応を示したり、ストレスに対して逃避したりする傾向があります。

じっくり考えなければならないような場面でも、ちょっとした周囲の刺激ですぐに集中が途切れ、考えることをやめてしまいます。脳が勝手に、より興味のあること、好きなもののほうへ意識を向けてしまうのです。

そういう意味では、いやなことがあって落ち込んでいても、おいしいものが目の前に出されたりすると、すぐに気分がアガって楽しくなります。悩んでいたことをあっという間に忘れてしまう、なんともうらやましいタイプでもあります。

また、場面や風景を、写真を撮ったように映像で記憶するのも右脳スタイルの特徴です。

「あの会社の担当者は、メガネをかけていて、ショートヘアの似合う背の高い女性だったな。ちょっと関西弁が混じっていたから、西日本の出身なのかな?」

「前に行った旅行先にも、こんな風景があったなぁ。あのときは紅葉がきれいだったから、旅行したのは秋も深まったころだったんだな」

このように、何か思い出すときは、脳内のイメージを頼りに記憶をたどります。

半面、自分のなかで「こうしたい」というイメージがあっても、それをうまく言語化できるように整理するのは苦手。うまく人に言葉で伝えることができず、独りよがりになってしまうことも……。

アナログ脳のため、コンピューターや機械も苦手です。

人から提案を受けるときなども、絵や図式によって「何をするか」「誰がどう感じるか」がパッと見てイメージできるようなタイプを好みます。文書で理由や目的を説明されても、うまく理解することができず、途中でいやになってしまいます。

そのほか、「瞬間で判断する」「仁の心を大事にする」といった特徴もあります。

左脳スタイルの特徴

左脳スタイルの方は、人や物の境界をはっきりさせたがる傾向にあります。善悪や白黒をはっきりつける、物事の本質を理解しようとする、真理の追究といったことを好む、進歩したくてしょうがない脳なのです。

また、どんなことにも理由や根拠を求め、結論を明確にしたがるのも特徴。何かにつけ疑問を持つため、常に「なぜ?」「どうして?」という思考が頭のなかにあります。

物事を客観的に見たり、合理的に考えたりすることが得意なため、特定の分野の技術進歩に貢献するような研究職などに向いています。

効率重視で数字やデータの読解にも強いため、デスクワークも得意。読み書きなどの言語能力のほか、論理的な思考を要する理数系の分野、時系列で組み立てて判断することにも秀でています。細かい作業に没頭することも好きですから、才能を伸ばせば、ノーベル賞級の研究に至ることも可能でしょう。

右脳スタイルとは逆で、不快に感じることや困難なことから目を背けないのが左脳スタイルの特徴。むしろ、ドーパミンが出てきて、「この困難に打ち勝ってやる!」とやる気になるほどです。

自分で一生懸命考えて苦難を乗り越えるのが好き。自分との戦いや、自分と向き合うことが好き。だから、あえて茨《いばら》の道を進んでしまうのです。

こうした逆境に強いタフな面もありますが、一方ではメンタルの弱さも。それは、「過去・現在・未来」という時間軸をベースに考える癖があるからです。過去の経験から現在を見たり、未来の予測をしながら現在の行動を考えたりするため、どうしても過去の失敗や未来への不安が大きくなってしまうのです。

深く考えすぎるあまり、悩みばかり大きくなってしまう。うまくいっていない事例を考えて、悲観的になってしまう。それが、メンタル面の疲弊を招いてしまいます。

ストレスが極度にたまると、憎しみや怒りなど、攻撃的な感情を抱くことがあります。それを人に向けてしまうと、事が大きくなるため、注意が必要でしょう。淡々としていて表情豊かなほうではありませんので、笑顔に努めることも大切です。

音楽や芸術に対しては、パッと感性で実行に移す右脳スタイルとはアプローチの仕方が異なります。たとえば楽器を弾くときには、まず譜面どおりに完璧に弾こうとします。そして、譜面を見なくても完璧に弾けるようになった段階で、ようやく自分の感情や心を音にのせるイメージです。

ちなみに、左脳スタイルのお子さんのいらっしゃる方は、しつけを行う場合には、「なぜこうしないといけないんだろう?」など、その理由を一緒に考えてあげるようにするといいでしょう。左脳スタイルのお子さんは、理由がわかればすんなりいうことを聞いてくれるはずですよ。

よい人間関係で超集中の効果を倍増させる

脳スタイルを活用すれば、初対面の人に対しても、ある程度どのような性格かを推測することができます。右脳スタイルか左脳スタイルかは、顔の表情や話し方でわかる部分も大きいため、そこから脳スタイルを読み取れば、目の前の相手とどう接したらいいかヒントが得られるんですね。

具体的には、次のようなポイントがあります。

右脳スタイルの人の特徴

・声のトーンやテンションが高い
・人とよく目を合わせる
・本題に入る前に気楽な雑談がある
・自分のことや、趣味の話が多い
・「へぇ～！」「わ～！」などの感嘆詞が多い

・「ドバーッと」「ザザーッと」など、オノマトペを多用する
・表情豊かで笑顔が多い
・身振り手振りが多い

左脳スタイルの人の特徴

・落ち着いた話し方をする
・あまり人と目を合わさない
・話は結論から入る
・話題がテーマから反れても、すぐに話を元に戻す
・「そもそも」「すなわち」「要するに」といった接続詞を多用する
・とっつきにくい印象がある
・あまり表情が豊かではない
・「なぜ？」「どうして？」と、すぐに理由を聞きたがる

当てはまる項目が多いほうが、その人の脳スタイルに近いといえます。

なお、一般的には女性は右脳スタイルが多く、男性には左脳スタイルが多く見られます。

脳スタイル別の対応法

相手が右脳スタイルの場合は、フレンドリーな印象があると思いますので、こちらも同じように親しみを込めて接するのが一番でしょう。恐らく相手もこちらの笑顔に共鳴するはずですから、よほどの失態がない限り話がこじれることもないと思います。

相手が人間性や趣味などのアピールをしてきた場合には、「素晴らしいですね」「素敵な趣味ですね」「いいセンスですね」など、相手の話すことを肯定し、しっかりと褒めることをお忘れなく。

褒めることで相手は気をよくしてくれますよ。

一方、相手が左脳スタイルの場合は、話をスムーズに運ぶために「目的」を大切にしてください。

雑談もいいのですが、「そもそも今日は、なぜここに来ているのか」「何のために集まっているのか」ということを忘れず、目的ありきで話をするといいでしょう。

話がそれてしまったら、こちらから自然に元に戻す。そのような努力を見せることで、相手は「この人とは気が合いそうだ」と感じ、信頼関係を構築しやすくなります。

もちろん、こうした対応で100パーセントうまくいくというわけではありません。ですが、ざっくりとでも「この人はこういうタイプかな」とわかっているかどうかで、相手に対する緊張感はまったく変わってくると思いますし、初対面でも少しは楽にコミュニケーションできるようになるのではないでしょうか。

会社の同僚や、頻繁に会っている人ならなおのこと。身近な人であれば、その性質はもっとよくわかるはずですから、右脳スタイルなのか左脳スタイルなのか判別もつきやすいでしょう。それを前提につき合えば、関係はよりスムーズになると思います。

こうした右脳・左脳の特徴を活かして人間関係を構築しておくと、周囲のサポートを受けやすくなります。

次元から見る脳の機能

脳は右脳・左脳のほかに、「1次元」「2次元」「3次元」に分類されます。

次元というのは、脳が処理する情報量と、レベルの高さを表す概念のこと。1次元→2次元→3次元の順に、次元が上がるほど多くの情報量を扱い、レベルも高くなります。

空間認識でいうと、「点」が1次元、「線」が2次元、「平面（立体）」が3次元を表します。

人間関係で表すと、「自分」が1次元、「自分と相手」が2次元、「自分も含めた大勢」が3次元です。情報であれば、

1次元は「自分が体験したことから得る情報」
2次元は「1次元の情報に加え、家族や友達といった近い関係の人からの情報」
3次元は「2次元の情報に加え、社会全体を俯瞰して得る、より多くの情報」

となります。このように、次元が進むごとに、とり込まれる情報量が多くなるわけですね。

サッカーを例にあげてみましょう。

サッカー選手は、ピッチでボールを蹴る前に筋トレなどで体づくりをしますよね。そのような基礎となる練習の部分が、1次元となります。自分の動きだけに集中すればいいため、もっとも基本的な脳の機能となります。

2次元は、基礎トレーニング後に行われる1対1のパス練習です。ドリブルでボールのやり取りをするには、自分だけでなく、相手の動きを見ながらボールを出さなければなりません。これは、1次元より高度な脳の機能が必要となりますよね。

そして、広いフィールドで多くの選手が入り混じって練習するのが3次元です。

「こっちにパスを出すとマズいな。でも、あっちの人にパスを出せば、そこでシュートして点が入るかもしれない」
3次元になると、このように全体を俯瞰しながら判断しなければならない場面が多くなります。そのようなときに機能するのが、3次元脳というわけです。

次元は「は虫類脳」「動物脳」「人間脳」に対応

脳が情報処理を行う際には、次のような順序があり、次元が上がるほどに高度な機能が必要とされます。

1次元脳（五感からの情報を受け取るのみ）
↓
2次元脳（自分以外の相手がいる状況で情報処理を行う）
↓
3次元脳（自分とその他大勢の人の間で交わされる情報を処理する）

1次元、2次元、3次元の機能はすべての人に備わっており、なかでも1次元は生命維持という基礎的な機能ですから、個人差はほとんどありません。

一方、2次元脳と3次元脳については、どちらがより強く働いているかは人によって異なります。そのため、脳スタイルでは2次元と3次元に分類されます。

また、脳の次元は「1次元→2次元→3次元」の順に、人間の進化の過程で上積みされていった機能であり、それぞれ1次元はは虫類脳、2次元は動物脳、3次元は人間脳に対応しています。

つまり、2次元は感情などの情動と結びつき、3次元は理性と関連しているわけです。たとえば、左脳3次元と左脳2次元を比べたときにどのような違いがあるかというと、左脳3次元の人は物事の本質を見ることが得意になります。

一方、左脳2次元の人は、左脳3次元の人よりも強い情動があるため、芯の強さは相当なものがあるといえます。

2次元脳と3次元脳　あなたはどっち？

脳スタイルにおける2次元や3次元には、右脳と左脳の場合と同じように優劣はありません。ただし、2次元スタイルの方は、より3次元的になることを目指したほうがいいということはいえます。自分の脳の機能を補完するという意味でも、その逆もまたしかり。脳は全体を使ったほうがパフォーマンス度も上がりますし、人間関係などにもよい変化をもたらしてくれるからです。

では実際に、自分が2次元脳なのか、3次元脳なのかチェックしてみましょう。次の2つの選択肢のうち、より自分にあてはまるのはどちらでしょうか？

◆人間関係は狭く、深いほうだ→2次元脳
◆人間関係は広く、浅いほうだ→3次元脳

どちらにも当てはまる場合、あるいはどちらにも当てはまらないという方は、両方の脳スタイルを併せ持っている可能性があります。あまり深く考えず、「自分は両方に当てはまりそうだな」と認識しておきましょう。

このあとでご紹介する「2次元脳の特徴」と「3次元脳の特徴」を読んでみて、より強く自分に当てはまるなぁと感じるほうを自分の利き脳と考えてもかまいません。

2次元脳の特徴

観察すべき対象をじっくりと見る、一点集中型。「1対1」「あなたと私」という視点で、細かく情報処理を行います。

1つの問題にこだわり始めると、そこから意識が離れなくなってしまいます。目の前の問題に集中し、突き詰めて深く考えながら1つ1つクリアしていこうとするため、難解な問題にも途中で諦めないのが特徴です。

その反面、選択肢が狭くなりやすい傾向も。不安や悩みごとに意識を向けすぎてしまうと、自分のなかでどんどんネガティブな要素が膨らんでしまうので、注意が必要です。

また、2次元脳の方は受動脳が働きやすいため、情報収集をしてから思考を整理し、それから実行するという流れで動きます。急な質問には答えに窮することがありますが、物事をしっかりと熟考できるタイプですので、最終的に出す答えに対して高い評価を得やすいでしょう。

人間関係においては、相手を中心に考えるタイプ。1人の相手と長くおつき合いをするほうが向いています。

まわりの空気を読んだり、細かい配慮をしたりすることも得意です。人の話をじっくり聞くのがうまいため、カウンセラーのような仕事は天職といえましょう。

3次元脳の特徴

双眼鏡のように、全体を広く浅く見ることが得意です。「1対大勢」「私と社会」という視点で物事を見たり、情報処理を行ったりするため、情報量が多くなっても的確に優先順位をつけることができます。

自分を中心にして、全体を俯瞰しながら同時にいろいろなことに集中できる、複数同時集中型でもあります。

何か問題が生じても、「こっちがダメなら、あの方法を試してみよう」「これでダメなら、あの人の力を借りよう」といった選択肢がどんどんわいてくるため、無謀に見えるような大きな目標でも、持ち前の俯瞰力でガンガン乗り越えていく強さがあります。

人間関係では、たくさんの友人や知人に囲まれ、広く浅く上手につき合っていけるのが3次元脳です。

頭の回転が速く、情報の伝達もスピーディーなため、人に質問されたときの反応も早いのが特徴。スマートな受け答えを得意とします。自分の経験を語るのも上手ですから、講演会のような、人前で話す仕事にもたいへん向いています。

右脳2次元スタイルの特徴

日本人にもっとも多いのが、右脳2次元スタイルです。

みなさんもご存知のとおり、日本は海に囲まれた小さな島国。四季がはっきりしていて、緑や水といった豊かな自然に恵まれているため、海を越えてほかの国々と交わらなくても、十分に暮らしを営むことができました。

そのような環境を背景に、人々は小さな国のなかで密な人間関係をベースに生きてきました。これが、右脳2次元という脳スタイルを生んだわけです。

とりわけ女性の場合は、男性よりも人間関係が密になりやすいため、大部分の方が右脳2次元スタイルであると考えていいでしょう。

無償の愛で夫や子どもに尽くす。そんな昔ながらの良妻賢母タイプを、私は「なでしこ脳」と呼んでいます。

昔の家庭像というのは、お父さんが厳しく、お母さんが優しいというのが一般的でした。どんなに父親が子どもを叱っても、母親があとから「おいで」といって金平糖をあげるなど、うまくフォローをしていた。それで、家庭内や親子間のバランスがとれていたのです。

そういう意味では、右脳2次元スタイルの女性は、たいへん日本的な女性といえましょう。

右脳2次元スタイルの最大の特徴は、情に厚く、愛情豊かで献身的なこと。まわりの気持ちに敏感で、困っている人がいると手助けせずにはいられません。

「あなたの幸せが私の幸せ」を地でいく、細やかな心遣いができる優しい人です。

教師や保育士、カウンセラーといった「教える」仕事のほか、会社員なら人事や総務等のポジションに向いていています。

また、人とのつながりのなかで、共感を示してもらえることが何よりの喜びと感じるのもこのタイプの特徴。特に親しい人への共感性が強く、行動の基準はすべて人間関係を中心とします。決まった人と深くつき合い、損得抜きの人間関係を築くのがポリシー。

会話のなかでも、相槌を打ちながら人の話をよく聞きます。周囲の人をいつも褒め、それと同じように自分が褒められることも大好き。「すごいね」「偉いね」「頑張っているね」などといわれると、パッと相手に心を開きます。

争いごとは苦手で、とにかく平和や調和を望みます。

一方、常に相手を優先し、人にどう思われるかを気にして周囲の顔色をうかがうのがこのタイプの弱点。言いたいことを我慢し、つい相手の意見に合わせてしまうのですが、度が過ぎると主体性を失ってしまいます。

自分の考えをうまく整理して伝えることが苦手なため、誤解を受けやすい面もあります。特に、相手が高圧的なタイプの場合、その場の雰囲気に飲まれて、自分に非がなくても「私が悪かった」「私のせいで怒らせてしまった」などと考えてしまいがち。

優しいがゆえに何も反論できず、言葉で言い負かされてしまうことも。言いたいことが言い出せず、あとになって落ち込んだり、悔しい思いをしたりして、ずるずるといやな気分を引きずってしまうのです。

無理をしてストレスをためても、「こんなに尽くしてあげているのに、まったくわかってくれない」と腹を立てることになりかねません。

NOと言えず、頼まれたことを何でも引き受けてしまうのは、人に都合よく使われるだけです。まずはできるだけ客観的に物事を見ることを意識し、自分の感情も大切にするといいでしょう。

相手のためだけに行動することが自分の存在価値であるという間違った思い込みは、時として共依存的な関係をつくりかねません。自分だけでなく、相手のためにもならないので注意しましょう。

相手が右脳2次元スタイルの場合

たとえば右脳2次元スタイルの子どもの場合は、褒めて育てることが基本。褒めることでどんどん成長していきます。

叱るときは、先にしっかり褒めてワンクッション置くこと。その後で注意すると、子どもは自信喪失したり、自己否定したりするようなことがありません。

子どもは親の顔色を見て行動を決めることがありますので、進路など人生の分岐点になるようなタイミングでは、「何のためにそれをするの？」「それは、どんなふうに人の役に立つのかな？」などの問いかけをしてあげると、お子さんの目的意識を育むことができるでしょう。

お子さんに限らず、パートナーや友人・知人、会社の同僚など、あらゆる人間関係に共通するのが、「ありがとう」「助かったよ」といったひと言です。

右脳2次元スタイルは、感謝やねぎらいの言葉があるとモチベーションがぐんと上がりますので、こうした声がけを積極的に行うといいでしょう。

右脳3次元スタイルの特徴

右脳３次元スタイルの人は、自分のしたいことやビジョンがはっきりしています。行動力やバイタリティもあり、目的に向かって全力で突き進むタイプといえます。

新しいことが大好きで、楽しいことや、ワクワクすることに敏感。常に刺激を求めているため、少しくらいストレスがかかっても、それをプラスに転じて発奮することができます。

４つの脳スタイルのなかでも、プレッシャーや逆境にもっとも強いタイプです。

ハイテンションで夢を語り、まわりの人をぐいぐい引き込む雰囲気は右脳３次元ならではの魅力。明るく前向きな性格で一緒にいる人を楽しませるため、少しくらい生意気でも、目上の人から可愛がられます。そういう意味では、とても世渡り上手といえましょう。サービス精神も旺盛です。

何よりも「好き」を優先するため、人生や仕事の目的も自分が好きかどうかで決めてしまうところがあります。それは一見何も考えていないように見えますが、好きかどうかはいちばん大切なこと。ですから、この点は大切にしていただきたいと思います。

好きなことさえあれば、わざわざ目的を設定しなくても全力疾走できるのが右脳３次元のいいところ。もともと楽天的でストレス耐性も高いため、自己実現もしやすいでしょう。

写真を撮るように風景や人物を記憶するため、詳細に記憶を思い出すことができるという、特殊な能力をもっています。また、空間全体を把握する力がありますので、多くの選択肢から必要な情報を選ぶ出すことも得意です。

人と違った面白いものが大好きな自由人のため、日本や海外を飛び回るような仕事が向いています。アイデアマンでもありますから、イベントを企画する仕事や、企業の広報や宣伝といった業務でも高い能力を発揮するでしょう。

広いコートでプレーするサッカーは、まさに全体を俯瞰しながら動くのが得意な右脳3次元のためにあるようなもの。実際、サッカー選手には右脳3次元スタイルの方が多く見られます。

決断力があるのはたいへん素晴らしいことですが、よく考えないで「面白そう！」「楽しそう！」「これ好き！」といった判断でパッと行動するため、あとになって行き詰まることがよくあります。あれこれ手を出し、失敗が多いのもこのタイプ。

冒険的な人生を好み、無謀に見えることにも果敢にチャレンジするわりに、苦しい状況になると忍耐力や責任感に欠け、暴走してしまう一面も。こうした弱点をカバーするには、日ごろからコツコツ努力したり、計画を立てたりすることを意識し、物事を慎重に進めるといいでしょう。

また、人の話を聞かずに自分の意見ばかり主張するところもありますので、まわりからＫＹ（空気の読めない人）だと思われないように意識することも大切です。

つい調子に乗りすぎる。時間やお金にルーズ。そんな一面もありますので、ときどき自分を振り返り、気を引き締めなおすことも忘れないようにしましょう。

相手が右脳3次元スタイルの場合

古い習慣や細かい規則が苦手なため、部下やお子さんに右脳３次元スタイルの人がいる場合は、あまり束縛しすぎないようにするのが◎。

特にお子さんの場合は、親御さんが厳しく制約しすぎることで、家を飛び出して帰ってこなくなったりする心配があります。自由を好むため、勉強に関しても口うるさく言わないほうが、かえって勉強を楽しみながら自主的に机につくようになります。ゲーム性のあることに夢中になりやすいため、やるべきことができたらシールを貼るなど、小さな楽しみを与えると効果的です。

基本的にクヨクヨ悩むタイプではありませんので、叱るときは厳しく言っても大丈夫。翌日にはケロッとしていますよ。

会社の部下であれば、ある程度の裁量を与えて自由に仕事をさせたほうが、のびのびといい仕事をします。ただ、放任しすぎるとメリハリを失い、していいことと悪いことのけじめがつかなくなってしまうことも。悪気がないまま周囲に迷惑をかけることがありますので、上司の方は加減を見分ける能力が求められます。

また、右脳3次元スタイルの人は、不満をためるとささいなことで爆発することがあります。日ごろから、部下の言動をしっかりと観察しておくことが大切といえます。

綿密な実行計画を立てることは得意ではありませんので、その必要性がある場合には、誰か適任者をサポートでつけるといいでしょう。

人の面倒を見たり、お金の管理をしたりするのは不向きですが、豊富なアイデアを元に実行する能力は人一倍あります。

これを活かすには、必要な情報をできるだけ画像や映像を使って伝えること。右脳3次元は文字で情報を受け取ることが苦手ですから、イメージで伝えたほうが意図を読み取ってくれやすいのです。

一方、パートナーが右脳3次元スタイルの場合は、残念ながら浮気癖のある人が少なくありません。束縛はいやがりますが、あまり自由にさせすぎると家に帰ってこなくなることがありますので、上手に手綱を引いていただきたいと思います（笑）。

思いやりに欠ける身勝手なタイプに見えることもあると思いますが、それは単にまわりが見えず、自分の好きなことに突っ走っているだけ。イラっとするようなことをされても、感情的にならず冷静に対処してくださいね。

左脳2次元スタイルの特徴

たくさんのデータを収集し、それを詳細に解析したうえで総合的に物事を決定する、たいへん慎重なタイプです。目的に向かってコツコツと、着実に、継続的にしっかりと進めるのが得意です。

といっても左脳2次元スタイルにとって重要なのは、目的をクリアすることよりも、そこに行きつくためのプロセス。完璧な手順で進めているうちに、いつの間にかゴールしているのです。

左脳2次元スタイルの方は、決められたルールを順守し、何事も予定どおり綿密に進めるのが信条。強い信念やこだわり、はっきりとした価値観をもち、自分が「こうする」と決めたことは徹底的にやり通します。いったん始めたことは相当なスキルを身につけることができるでしょう。

物事を冷静に、客観的に見ることができるうえ、真面目で嘘がつけない性格でもあります。こうした気質に支えられ、周囲からの信頼がじっくりと高められます。

起業した場合は手堅く会社を育てられますが、どちらかというと、社長よりもサポート役のほうが向いています。そのため、大番頭として会社を支える役員に抜擢されるケースも少なくありません。

言語を操ることに長け、順を追いながら詳細に話すこともできますので、通訳を兼ねた秘書などの仕事にもたいへん向いています。また、厳密さが求められる、技術開発や研究職にも適材。競争が激しい業界にとっては、大きな戦力となるでしょう。

さまざまな情報を、詳細に、年表のように時系列で記憶するため、しばしば周囲を驚かることがあります。

継続力は4つの脳スタイルのなかでも抜群。資格試験のような勉強をさせると、圧倒的な強みを見せます。医師免許や司法試験といった難易度の高い試験も、綿密な学習計画のもとで準備を進めるため、一発合格することも珍しくありません。

一方、人間関係においては注意も必要です。

左脳2次元スタイルの人は、相手の何げないひと言に固執し、その意味を必要以上に深く考えてしまうところがあります。言語能力が高いがゆえに、相手が何気なく発した言葉でもその裏を読もうとして、悪い意味をつけてしまうのです。

たとえば、間違ったことをしている人に注意をしたとき、周囲から「まぁまぁ、いいじゃない」などといなされるとプライドが傷つき、自分の価値観や信念、人間性まで否定されたと勘違いして、攻撃的になってしまうことがあります。

これでは敵をつくるだけですから、あまり人の発言の意味を必要以上に深く考えないようにしましょう。

また、誰かに予定を変更されるとパニックを起こし、「決まったことを勝手に変えないで！」と腹を立てたり、反発したりすることも。

世の中は、イレギュラーなことであふれています。いちいち目くじらを立てていたのではきりがありませんから、ある程度は許容できるように、人間脳で心をコントロールすることを心がけていただきたいと思います。

本能的に目的よりも過程を重視するため、時に「頑張ることに何の意味があるんだろう……」と思い詰めてしまうことも。結果的に目的を達成することができたとしても、プロセスありきの脳スタイルであることから、達成感に欠けたり、物足りなさを感じたりしてしまうのです。

この不安定な気持ちを解決するには、先にある大きな目的に意識を向けることが大切です。そして、その大きな目的を見つけるには、「これを頑張る理由は何だろう?」と、常に自問自答を繰り返すこと。物事の一面だけを見るのではなく、さまざまな角度から見て本質を追求すると、大きな目的が見つかりやすいでしょう。

なお、子育て中の方は、想定外のことばかりでつらく感じるかもしれません。そんなときは、子育てを「子どもを一人前にする」という目的のためのプロセスと考えると、少し肩の力を抜くことができると思いますよ!

相手が左脳2次元スタイルの場合

職場の同僚や部下に左脳2次元スタイルの人がいる場合は、「やるべきこと」「目標」「手順」「期日」を明確に伝えることがポイント。

これらをしっかりと伝えさえすれば、そのとおりに仕事をしてくれますので、安心して任せても大丈夫でしょう。

反対に、何も伝えず「適当にうまくやって」「任せるよ」という依頼のしかたはNG。左脳2次元スタイルの人は、自由にしていいと言われても、何をどうすればいいのかわからず混乱してしまうからです。

計画が途中で変更になる場合は、部下であってもその理由を丁寧に説明し、納得してもらいましょう。それが、仕事をスムーズに運ばせるコツです。

一方、上司が左脳2次元スタイルの場合は、「ほうれんそう＝報告・連絡・相談」をこまめにすることが肝要です。状況をつぶさに知らせておくと、上司も安心してサポートしてくれるでしょう。

いずれにせよ、相手が大切にしているポリシーやこだわりは絶対に否定せず、できるだけ尊重することを心がけていただきたいと思います。

ちなみに、左脳2次元スタイルのお子さんがいらっしゃる場合は、引きこもりになりやすい傾向があるため、注意していただきたいと思います。

引きこもりの原因として考えられるのは、次のような状況です。

- **想定外のことが連続して続く**
- **漠然と、頑張ることを求められる**
- **どこへどのようなプロセスで進むかという決まりがない**

要は、「何をどうするか」という決まりごとがなく、毎日違った状況や環境に置かれることにストレスを感じ、引きこもってしまうんですね。こうしたお子さんへの対策としては、まず、将来へのプロセスを親子で一緒に考え、つくり上げていくことです。

過去・現在・未来の時系列にそって、「今、これをすると●●になるよね」「■■になったら、今度はこれをする。そうしたら、将来▲▲になれるよね」といったやりとりをするといいでしょう。

左脳3次元スタイルの特徴

本質を見る力があり、合理的かつ論理的に物事を考えることができます。理路整然とした冷静な気質は、まさに生まれながらのリーダーです。非常に経営者向きのタイプといえましょう。

最大の特徴は、目的を明確に持ち、結論から逆算するように考えるところ。問題が起きたときも、場当たり的な対応はせず、結果を想像しながら解決策を練ります。

頭の回転が速く、考えていることを明確に言語化できる能力も強みです。

あらゆることに理由や目的を考え、「なぜこうしなければいけないの?」→「じゃあ、こうしよう」というように効率化を図り、サッと行動に移します。

向上心の塊で、仕事に大きなやりがいを感じるタイプ。どちらかというと家庭よりも社会、小さなコミュニティよりも多くの人を対象に動きたいと考えます。習得した知識を活かし、エキスパートとして、より多くの人の役に立つことで大きな充実感を得るのです。

左脳３次元スタイルは、「自分は自分、人は人」という価値観であるため、相手の顔色を見たり、情に流されたりしません。

自分のことは何でも自分でする。これがマイルール。

人に頼むより、自分でしたほうがなんでも早くできるため、誰かに手伝ってほしい、面倒をみてほしいと思うことは基本的にありません。そういう意味では、たいへん自立したタイプといえましょう。

客観性があり、物事を決める際にはデータを集めて、それをスピーディーに整理しながらパッパッパッと決めていきます。

また、自分にとってプラスになると判断したときは、たとえ面倒なことでも労を惜しみません。というより、それをしないほうがあとでもっと面倒なことになると読んでいるから、目の前にあることに必死で取り組むんですね。

妥協せず、上を目指して前進し続ける。そんな性格ですから、左脳３次元の人は目的もどんどん高いところへ移っていくのです。

自分に厳しい左脳3次元は、他者に対しても厳しい目を持っています。自分の観点で人を「能力が高いか、低いか」で評価すると、相手を傷つけてしまうことがありますので、この点には注意していただきたいと思います。

また、根は悪い人ではないのですが、自分のプライベートな話をするのは苦手。プライドも高いため、人前でふざけたり、からかわれたりすることをいやがります。笑顔が少なく、人情的なタイプでもありませんので、誤解されてしまうこともあるでしょう。

あまり周囲と距離を置きすぎると、ぎすぎすした印象を持たれてしまい、人間関係で失敗してしまうことにもなりかねません。社会生活において人間関係は避けて通れませんから、できるだけ人の感情を尊重するよう心がけてくださいね。

頭脳明晰で仕事はできますが、細かい作業が大の苦手。掃除や洗濯など、家事ができない男性が多いのも、左脳3次元スタイルが男性に多いのが理由といえます。

自分が興味を抱いたことはしっかり覚えているのですが、そうでないところは記憶力に手落ちが目立ちます。雑談や世間話のなかで出た話題はすぐに忘れてしまいますので、家族や友人にため息をつかれることも多いようです。特に家族に対しては身内に対する甘えもあり、相手の言ったことは簡単に忘れるのに、自分の主張は強引に押しつけることがあります。

親しき仲にも礼儀あり。家族とはいえ、自分勝手な暴君ではいやがられてしまいますから、常に自分の意見を押しつけていないか振り返るようにしてくださいね。

相手が左脳３次元スタイルの場合

お子さんが左脳３次元スタイルの場合は、感情的な「ダメ！」や、否定的な言葉はＮＧです。お子さんが反発して事態を悪化させるだけですから、きちんと説明することを大事にしてください。

「どうして、こうしたらいけないんだろうね？」
「なぜ、そんなことをするの？」

このような質問をすれば、小さな子でも理解できるでしょう。

もし伝わらない場合は、「一緒に考えようね」と導いてあげましょう。元来、頭のいいお子さんですから、親御さんのメッセージはちゃんと受け取ってくれるはずですよ。

パートナーが左脳３次元スタイルの場合は、仕事に夢中で家庭を顧みないことがあるかもしれません。でも、それは家庭をないがしろにしているわけではなく、仕事が忙しくて結果的にそうなっただけのこと。

むしろ、家族を大切に思うことで、ますます仕事を頑張っているということもあるのです。その気持ちを汲んで信用してあげると、パートナーシップも盤石なものとなるでしょう。

職場に左脳3次元スタイルの人がいる場合は、結論から話すのがポイント。また、その仕事の目的をはっきりさせ、何をしてほしいのか、はっきりと本人に役割を伝えるようにしてください。

仕事ができるので丸投げしたくなることもあると思いますが、左脳3次元スタイルの人は、ゼロから新しいアイデアを生み出すのはあまり得意ではありません。その代わり、関連情報を渡しておけばそれを高い処理能力で整理し、素晴らしいアイデアを生み出してくれるでしょう。

目的意識が強すぎるあまり、自分のペースについてこられない人に対して攻撃的に振舞ってしまうこともあります。そのようなときは、まわりの感情やペースを尊重することも大切であることを冷静に伝え、悟らせてあげるといいでしょう。

なお、次ページの表に、それぞれの脳スタイルに向く仕事の例をあげました。現在の仕事に悩んでいる方には参考になるのではないでしょうか。

各脳スタイルに向く仕事例

左３次元	右３次元
事実に基づく分析と判断で、本質的に社会で活かされる仕事 ●情報関係、医療、法律の仕事 ●設計系の仕事 ●分析系の仕事 など	創造的、チャレンジングな仕事。自由裁量を十分に与えられた仕事 ●新規開拓系や営業の仕事 ●広告、イベント系の仕事 ●デザイン系の仕事 など
左２次元 前例があり、書面で具体的に手順が確立された仕事 ●会計、税務、財務管理系の仕事 ●総務や政治家や企業の秘書系の仕事 ●データ解析系の仕事 など	**右２次元** 人間関係を維持し、人が喜ぶ仕事。動植物など生き物に関わる仕事 ●インストラクターの仕事 ●カウンセリング、コーチング系の仕事 ●サービス系の仕事 など

脳スタイルと超集中の関連性

自分の脳スタイルをチェックしていただき、その特性をご確認いただきました。結果はいかがだったでしょうか。

これまで何となくモヤモヤしていたことが、

「自分の脳スタイルにはこういう特性があるから、この仕事が苦手だったんだ」

「あの人がそっけないのは、悪気はなくて脳スタイルの問題なんだな」

というようにスッキリされたのであれば、私もうれしく思います。

その一方で、どうも脳スタイルの特性は自分とは違うような気がする……と感じられた方もいらっしゃるのではないでしょうか。

実は、それはストレス耐性の低さが原因です。ストレス耐性が低いと感情的に不安定になりますから、本来の脳スタイルの特性が感じられなくなるのです。

ある左脳3次元スタイルの方の例をあげてみます。

左脳3次元というと、本質がわかっているタイプのはずなのですが、私がカウンセリングを行ったときには明確な目的がなく、自分がどんな人生を送りたいかも考えられない状態でした。日々の生活に精いっぱいで、仕事もうまくいかず、未来のことを考えるどころではなかったんですね。

物事をシステマチックに考えることもできず、本もまったく読まない。左脳3次元の方は本をよく読むはずなのに、どういうことだろうと思っていたのですが、いろいろ質問していくうちにわかったのは、極度のめんどくさがり屋だったのです。

左脳3次元はもともとめんどくさがり屋。だからこそ、少しでも作業を楽にするためにシステムを作るわけですが、その際に情報が不足しているとシステムは作れないので、本を読むわけです。その点、この方はストレス耐性が低くなっていたことで、「単なるめんどくさがり屋」になってしまっていたのです。

そこで、動物脳の暴走を抑えるためのプログラムでストレス耐性を上げたところ、いっきに左脳3次元スタイルの特性が開花しました。

まず本を読むようになり、目的を設定し、その目的を最短距離で達成できるようなシステムをつくり始めたんですね。この「もともと自分が得意なこと」がスイスイできるようになると、本人としては本当に楽しく感じるようになります。

その結果、超集中状態に入って、効率的に仕事をこなせるようにもなりました。

この例からもわかるように、脳スタイルの特性が自分とかけ離れているように見えても、ストレス耐性を上げることでその疑問は解消されます。そして、本来あなたが持っているスキルが活かされるようになり、超集中状態を引き寄せられるようになるのです。

人は得意な脳スタイルで超集中状態に入る

本書を読んでくださっている方のなかには、好きな仕事をしているわけではないというケースも少なくないと思います。特に会社員の方は、脳スタイルに合わない部署に配属されてもいやとは言えませんから、そうなるとつらいですよね。

では、そういう状況で超集中状態に入ると、どうなるのでしょうか。

超集中状態に入るときは、自分の得意な脳を使って集中します。自分に合っている仕事であろうと、そうでなかろうと同じです。すると、その仕事のいわゆる「王道とは違う手段」で、仕事の成果を出していくわけです。

たとえば右脳2次元スタイルの方は相手中心であるため、なかなか自分の意見を言うことができません。人とのコミュニケーションに気疲れして、うつっぽくなったりするケースがすごく多いんですね。それなのに、仕事でクレーム処理の担当部署に配属されたとします。これはもう、ふつうに考えたら地獄です（笑）。

ですが、超集中状態に入ったときには右脳2次元の特質である「相手への配慮」を最大限に引き出して問題解決を図るようになります。徹底的に相手の気持ちに寄り添うことで相手の怒りを鎮め、冷静にさせ、最後は相手が自分に好感を抱いてくれるくらいにまでもっていくわけです。

このように、ほかの人とは違う方法で仕事にアプローチしていると、職場で特別な存在になります。その結果、「あなたにしか解決できない」「あなただから任せたい」という仕事が生まれます。

誰にもできない貢献ができるようになると、仕事にやりがいを感じるようになる。いつしか、苦手だった仕事を好きになっていた……ということが起こるわけです。

そうなれば、ますます超集中状態に入りやすくなりますから、プラスの循環に身を任せているだけで充実した毎日を送れるようになりますよね。

あれ、好きじゃないことでも超集中できるの？

そう思われた方もいらっしゃると思います。確かにそのとおりですよね。

実は、この場合はソフトフォーカスといって、「好きではないけれど、嫌いでもない」という状況を作り出すことで、超集中状態に入るのです。やるべき目的とプロセスが明確にあり、そこに強い集中力が加わると、好きの気持ちがそれほど強くなくても、例外的に超集中できるわけです。

なお、4つの脳スタイルが平均的な「全脳スタイル」の方もいらっしゃると思います。そういう場合は、仕事などの都合で本来の脳スタイルではない部分が鍛えられ、全脳スタイルになっていると推測されます。

部署移動や退職などで使う脳が変わったり、本書でご紹介するトレーニングを行っていただいたりすることで、本来の脳スタイルに近づく可能性はありますが、いずれにせよ、全脳スタイルであることに良し悪しはありません。

現在の自分の状態が全脳スタイルになっているというだけで、大事なのは動物脳や人間脳、ストレス耐性の部分を整えることですから、あまり深く考えすぎないようにしましょう。

第4章

「超集中状態」に入る、脳スタイル別トレーニング法

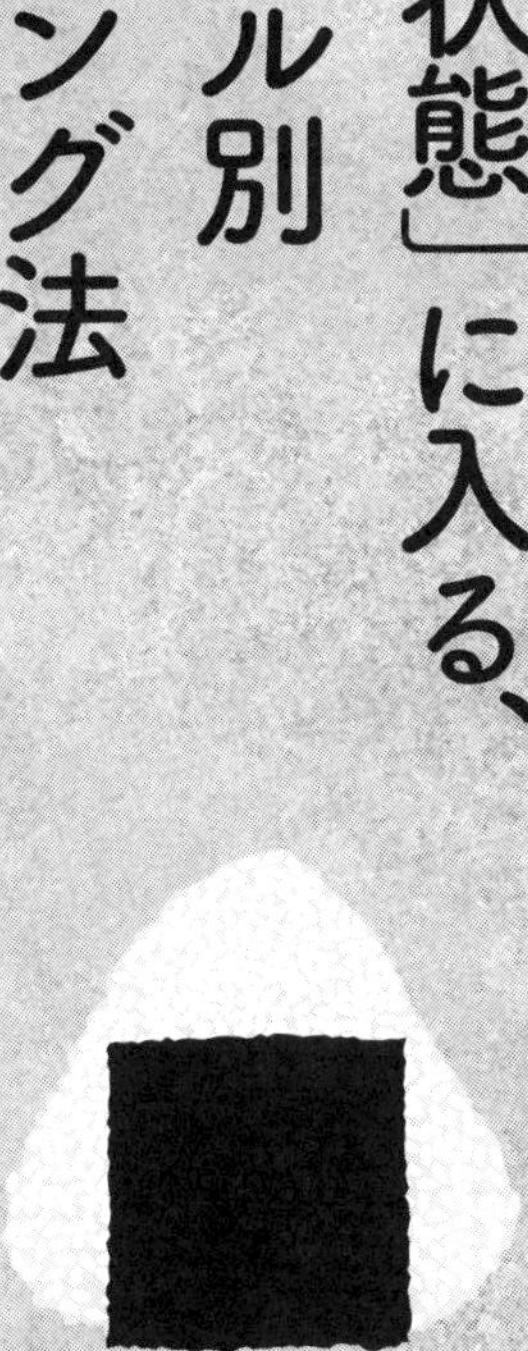

効率的に超集中できる「ブレインストレッチ」

帯状回を活性化させるためには、何も考えないことが大事だとお伝えしてきました。そして、それはあるトレーニングをすれば、誰にでも可能だということも。

ではそろそろ、その正体を明かしたいと思います。

「ブレインストレッチ」

これが私の提唱する、超集中状態に入るためのトレーニングです。

ブレインストレッチとは、「瞑想」のことを指すと同時に、それに付随するさまざまなプログラム全体を指します。

瞑想とは1つのことに意識を集中させ、最終的に「無」になることで自分と向き合い、心身や精神のバランスを整えたり、本当の自分や幸せを見つけたりするための手法です。

たとえば瞑想では呼吸に意識を向けることが基本なのですが、その1点に集中することで、何も考えない状態を作り出すことができます。

これこそが、ブレインストレッチの最大の狙い。瞑想によって帯状回の血流を促し、超集中状態に導くわけです。

もともと瞑想は、インドの伝統医学「アーユルヴェーダ」や、仏教から生まれた「ヨガ」を通じて、広く世の中に知られるようになりました。実際にいつごろから人間が瞑想をするようになったのか、はっきりとはわかっていませんが、パキスタンにある「モヘンジョ・ダロ」の遺跡から、人が座って瞑想しているような姿が描かれた印章が発見されています。インダス文明最大級の都市であるモヘンジョ・ダロは、紀元前２５００年から紀元前１８００年にかけて繁栄したといわれています。それに間違いがなければ、瞑想には少なくとも４５００年の歴史があるということ。

これほどの歴史を経てもなお、廃れることなく、多くの人々が今も瞑想をしているのは、やはり確かな効果に裏打ちされているという証であり、人間にとって根源的なものといえましょう。

近年では、うつ病やパニック障害といった精神疾患のほか、自律神経失調症、不眠症、更年期障害、認知症など、さまざまな病気が瞑想によって改善することがわかっています。アメリカでは神経疾患や高血圧などの治療に、積極的に瞑想を取り入れる病院もあるといいます。

また、本書のテーマである集中力をはじめ、理解力や記憶力、判断力、といったスキルも瞑想で向上します。

世界のエグゼクティブも瞑想に注目

瞑想はしばしば宗教と勘違いされやすいのですが、これは事実とまったく異なります。脳医科学的にいうと、瞑想は脳の機能を向上させる、極めて有効な手段。脳を変えるものですから、「瞑想は科学である」といえます。

実際に、脳外科のゴッドハンドといわれる篠浦先生も、はっきりとそのようにおっしゃっています。

瞑想は、脳を変えるだけではありません。2章でご紹介したとおり、何も考えない時間を持つことでテロメアという細胞の減少を食い止めたり、増殖させたりすることもできます。それはつまり、瞑想によってテロメアをコントロールすることができるということです。

いわば、細胞レベルで瞑想の効果が証明されたようなもの。まさに科学であることの証でしょう。

たいへん興味深いのは、Google《グーグル》やintel《インテル》、Microsoft《マイクロソフト》、京セラ、ゴールドマンサックス、Facebook《フェイスブック》、Nike《ナイキ》といった、世界的な大企業も、こぞって瞑想やマインドフルネス、座禅などを取り入れていることです（マインドフルネスも座禅も、根っこの部分は瞑想と同じ。雑念を捨てて「無」の境地を目指し、自分と向き合うツール）。

みずほ銀行の頭取や、三越伊勢丹ＨＤの社長も、禅を日々の習慣にしているそうです。プロテニスプレーヤーのノバク・ジョコビッチ選手も、瞑想を行っている1人です。

また、歌手の郷ひろみさんは、拙著『驚異のブレインストレッチ 仕事のできる人は必ず「瞑想」している！』（ヒカルランド刊）をお読みいただいたうえで、瞑想の重要性について次のように語られています。

「僕自身は右脳３次元スタイルなのでは、と思った。そこでその特徴を見てみると、完全に的を射ている……。やっぱり瞑想だ。自分を知り、それに対処するためにも、僕には瞑想が必要だ」（月刊誌『ＧＯＥＴＨＥ（ゲーテ）』幻冬舎刊　２０１7年10月号より要約）

企業が積極的に瞑想を取り入れるのは、会社の利益が増えるからにほかなりません。ということは、瞑想をした社員の能力が向上するということですよね。そして、業種や社内の立場に関係なく瞑想が高く評価されているということは、誰にでも効果が認められるという証明でもあります。

一般的に脳のトレーニングというと、パズルを解いたりして頭を使うイメージがあるのではないでしょうか。でも、実際はその反対。脳を休息させることこそが、脳の機能を高める最強のトレーニングになるのです。

現代人は毎日忙しく、1日に接する情報量は昔とは比較にならないほど増えています。朝から晩まで、それこそ1日中何かを考えているような状況。人間は1日に6万5000回以上も思考を巡らせているといわれますから、いかに脳を酷使しているかおわかりでしょう。

体を休めないアスリートがいないように、ビジネスパーソンにも、何も考えないで脳を休ませる時間が必要です。体と同じように、脳も働きづめでは疲労がたまって、質の高いパフォーマンスができなくなるのです。

自分に合ったブレインストレッチで超集中を目指す

一般的な瞑想は、その人の気質や性格に関係なく、すべての人に同じ手順で提案されています。ですが、ブレインストレッチの場合は1人1人に合わせた、パーソナルなトレーニングをご用意しています。

これこそが、ブレインストレッチの最大の特徴。誰にでもぴったり合うトレーニング法をご提供できるのです。

トレーニングを行う人の特性に合わせたブレインストレッチは、特定のメソッドに自分を合わせる瞑想や、修行的な瞑想とは一線を画し、窮屈な要求は一切ありません。

床に座ると足が痛い方は、椅子に座って瞑想を行えばいいのです。何も考えないようにするといっても雑念が浮かんでくるという方は、無理に無になろうとする必要はありません。呼吸に集中できない方には、ほかに集中できるものをご提案します。

もちろん、こうした自由なタイプであっても、トレーニング効果は変わりません。というより、ブレインストレッチは通常の瞑想に比べ、はるかに超集中状態に入りやすくなりますので、むしろ効果はより高いといえるのです。

こうした自由なタイプであることの一番の理由は、とにかく「習慣化」していただきたいからです。

ブレインストレッチは、長く続ける必要があります。初めて瞑想をされる方の場合だと、まずは最低でも３か月続けるようお願いしています。そうでなければ、一定の効果は感じられないからです。

自分に合わない方法では、それだけの期間を継続していただくことはできません。習慣にできなければ効果を感じられず、結局ブレインストレッチをしなくなるでしょう。

ブレインストレッチは、自分の脳スタイルに合うトレーニング内容を無理なく続けることで、超集中状態を引き寄せる脳をつくり上げていくのです。

「考えてもいい」瞑想

多くの瞑想は、まず何も考えないようにすることが求められます。床に座ってあぐらをかき、目をつむって「できるだけ何も考えないようにしましょう」と教えられるわけです。けれども、初めて瞑想される方には、これが本当に難しいんですね。

一方、先ほど申し上げたとおり、ブレインストレッチでは考えないことを強要しません。「考えていてもいいですよ」とお伝えしています。

瞑想状態――つまり、無の状態というのは、1つのことに集中した先にあります。ですから、集中する対象は呼吸でもいいですし、それが自分に合っていなければ、まわりから聞こえてくる音や自分の体の動きなど、ほかのことでもかまわないのです。

その1つとして、「考えること」に集中してもいいわけです。

初めて篠浦先生に瞑想していただいたときは、やはり呼吸に集中できないとおっしゃるので、脳スタイルに合わせて、私はこのような提案をいたしました。

「手術中の手順を、頭のなかで言葉にして繰り返してください」

これが篠浦先生にとってはストライク（笑）。いっきに瞑想を自分のものにされました。

ちなみに、右脳スタイルの方はもともと呼吸に集中しやすいのですが、左脳スタイルの方は思考が巡りやすい特徴があります。また、２次元スタイルは１つのことに集中しやすく、３次元スタイルの場合は同時にいろいろなことに集中できるのが特徴です。

なお、正確に申しますと、私が直接お会いできる方には、カウンセリングを通じて細かい部分までフォローさせていただきます。そのため、ブレインストレッチのトレーニング内容も世界に１つの完全オリジナルになります。

できることなら読者のみなさんにも、オリジナルのトレーニングメニューをつくって差し上げたいのですが、残念ながらそれはかないません。そこで本書では、紙幅の許す限りの例をあげながら、それぞれの脳スタイルに合うブレインストレッチ法を紹介させていただきたいと思います。

完全オリジナルとはいきませんが、最低限必要なメニューを網羅しましたので、これを実践すれば超集中への最短距離を走ることができるはずです。

今回、初めて瞑想にチャレンジしてみるという方にはもちろんのこと、過去に瞑想をしたけれど続かなかった……という方にもぜひ、ブレインストレッチをお役立ていただきたいと思います。

そして、超集中状態に入ったときに得られる超人的な能力を、ぜひみなさんにも体験していただきたいと思います。

ブレインストレッチの準備

ブレインストレッチの前にリラクゼーション体操を行うと、心身の緊張がほぐれて、いっそう瞑想状態に入りやすくなります。

この準備体操は、すべての脳スタイルの方に共通しますので、どなたも同じ手順で実践してくださいね。

基本はあぐらの姿勢ですが、足の痛い方やあぐらの姿勢が苦手な方は、足をくずしたり、椅子やソファなどに座ったりしてもかまいません。背筋さえ伸ばしていただければ、座り方も自分が一番楽な方法で大丈夫です。

準備体操

①大きく口を開けて、ハーッと息を吐き出します。

②目を閉じ、両腕を伸ばして上半身を前屈させます。

身体はまるで、つきたてのお餅になったイメージです。

③息を吐きながら、全身の力を抜きましょう。

そのまま両腕を体の前（床の上）にずらしていきます。

椅子に座っている場合は、上体を前屈する要領で、だら～んと伸ばします。
③背中が十分に伸びきったら、ゆっくりと腰から順に起こしていきます。
背骨を１本１本立ち上げるように、少しずつ上体を戻してください。
最後は、頭をポンと首に乗せるような感覚で、スッと背筋を伸ばします。
④２～３を、もういちど繰り返します。

これで準備体操は終わりです。
続いて、スムーズにブレインストレッチを行うために、姿勢を整えましょう。

基本の姿勢

②背筋をスッと伸ばし、あごを少しあげます。
②そのまま手のひらを上に向け、左右のひざの上か、太ももの上に置きます。
手のひらを上に向けるのは、解放感があってリラックスしやすいためですが、もし落ち着かないようでしたら、手のひらを下に向けてもかまいません。
また、手をひざや太ももの上に置くと違和感がある場合も、両手を重ねておなかの前に置いたりするなど、自分の楽なポーズに変えてＯＫです。

③軽く目を閉じます。
④息をふーっと吐きながら、全身の力を抜きましょう。
⑤ゆっくりと呼吸を繰り返します。
息を吐いたときに下腹部がへこみ、息を吸うと下腹部が膨らむのを感じましょう。

タイプ別ブレインストレッチ～基本の呼吸法～

それではいよいよ、あなたの脳スタイルに合わせたブレインストレッチを実践してみましょう。

本書では、次の４種類をベースとしてご紹介いたします。

①右脳スタイルのブレインストレッチ
②左脳スタイルのブレインストレッチ
③2次元スタイルのブレインストレッチ
④3次元スタイルのブレインストレッチ

この４つのなかから、自分の脳スタイルに合うものをセレクトし、組み合わせて行っていただきます。たとえば右脳２次元スタイルの方であれば①と③、左脳３次元スタイルの場合は②と④を選びます。

この２つを連続して一度に行ってもかまいませんし、別々にやってもＯＫです。１つは朝、もう１つは移動中の電車や就寝前などに分けてもいいでしょう。

また、右脳スタイルのブレインストレッチと左脳スタイルのブレインストレッチについては、ショートバージョン（５分間）とロングバージョン（15分間）の２パターンをご紹介いたします。朝のあわただしいときなど、時間のないときはショートバージョンを。ゆっくり時間が取れるときはロングバージョンを行ってください。

ショートバージョンを繰り返すことで15分間にするよりも、ロングバージョンを１回行う方が効果的に瞑想状態をつくることができます。

つまり、ロングバージョンを行っていただくほうが、超集中状態に入りやすくなりますので、時間のあるときはロングバージョンをおすすめします。

はじめは３～５分くらいを目安に行い、慣れてきたら10分、15分と延ばしていきましょう。うまく瞑想状態に入れるようになると、自然に30分、１時間と長くできるようになります。

右脳スタイルのブレインストレッチ【5分間ショートバージョン】

①鼻から息を吐きます。

わずかに感じられる温かい風に集中しながら、鼻呼吸を繰り返します。

②「1、2、3」と数えながら、「鼻から息を吐いているな～」と感じます。

③「1、2、3」と数えながら、「鼻から息を吸っているな～」と感じます。

④これを5分間、繰り返します。

右脳スタイルのブレインストレッチ【15分間ロングバージョン】

①利き手の人さし指で、おへそに触れます。

そのまま指を5～7㎝ほど下げます（この場所を「丹田《たんでん》」といいます）。

丹田を指でグーっと押さえながら、丹田が背中につくような気持ちで大きく息を吐きます。息を吸うときは、自然に吸いましょう。

呼吸はいつも、この丹田を意識しながら行います。

②手を元に戻します。

心のなかで数を数えながら、腹式呼吸で「シー」と声を出して息を吐きます。
吐くことをメインに呼吸しましょう。
「シー」の声とともに、細く長く、お腹のなかから息を吐きます。
3秒（1、2、3）吐いて、自然に息を吸います。
5秒（1、2、3、4、5）吐いて、自然に息を吸います。
7秒（1、2、3、4、5、6、7）吐いて、自然に息を吸います。
9秒（1、2、3、4、5、6、7、8、9）吐いて、自然に息を吸います。
9秒までいったら、折り返します。
7秒（1、2、3、4、5、6、7）吐いて、自然に息を吸います。
5秒（1、2、3、4、5）吐いて、自然に息を吸います。
3秒（1、2、3）吐いて、自然に息を吸います。
これを、2往復繰り返します。
時間のないときは、1往復でもかまいません。
③ここからは「シー」という声は出さず、鼻呼吸になります。
鼻から出る、わずかな温かい風を感じながら、3秒ずつ数えていきます。
3秒（1、2、3）吐いて、自然に息を吸います。

3秒（1、2、3）吐いて、自然に息を吸います。

④そのまま瞑想に入っていきます。

途中で思考がわいたら「考えた」と心のなかでいいます。外の物音が聞こえたら「聞こえた」と心のなかでいって、また鼻呼吸に戻りましょう。

咳が出そうになったら、遠慮しないで出してください。

おなかがグーッと鳴っても気にせず、呼吸に集中しなおしてください。

左脳スタイルのブレインストレッチ【5分間ショートバージョン】

①鼻から息を吐きます。

わずかに感じられる温かい風に集中しながら、鼻呼吸を繰り返します。

②呼吸をしているうちに、さまざまな考えがわいてくると思います。

その思考を、テロップにして流していきましょう。

思考や感情が次々わいてきても、無理に消そうとする必要はありません。

（例）肩が痛いなと感じた。

↓「肩が痛い」というテロップが左から右に流れていくイメージを浮かべ、それを追います。その後、再び呼吸に戻ります。

（例）イライラしているなと感じた。

↓「イライラしている」というテロップが左から右に流れていくのを追います。その後、再び呼吸に戻ります。

わいた考えを、次の考えへと広げないようにしましょう。

③これを５分間、繰り返します。

左脳スタイルのブレインストレッチ【15分間ロングバージョン】

①利き手の人さし指で、おへそに触れます。

そのまま指を５～７㎝ほど下げます（この場所を「丹田」といいます）。

丹田を指でグーっと押さえながら、丹田が背中につくような気持ちで大きく息を吐きます。息を吸うときは、自然に吸いましょう。

呼吸はいつも、この丹田を意識しながら行います。

②手を元に戻します。

心のなかで数を数えながら、腹式呼吸で「シー」と声を出して息を吐きます。

吐くことをメインに呼吸しましょう。

「シー」の声とともに、細く長く、お腹のなかから息を吐きます。

3秒（1、2、3）吐いて、自然に息を吸います。

5秒（1、2、3、4、5）吐いて、自然に息を吸います。

7秒（1、2、3、4、5、6、7）吐いて、自然に息を吸います。

9秒（1、2、3、4、5、6、7、8、9）吐いて、自然に息を吸います。

9秒までいったら、折り返します。

7秒（1、2、3、4、5、6、7）吐いて、自然に息を吸います。

5秒（1、2、3、4、5）吐いて、自然に息を吸います。

3秒（1、2、3）吐いて、自然に息を吸います。

これを、2往復繰り返します。

時間のないときは、1往復でもかまいません。

③ここからは「シー」という声は出さず、鼻呼吸になります。

鼻から出る、わずかな温かい風を感じながら、呼吸を続けます。

呼吸をしているうちに、さまざまな考えがわいてくると思います。

その思考に、テロップをつけて流していきましょう。

思考や感情が次々わいてきても、無理に消そうとする必要はありません。

(例) 肩が凝っていると感じた

↓「肩が凝っている」というテロップが左から右に流れていくイメージを浮かべ、それを追います。その後、再び呼吸に戻ります。

(例) イライラしているなと感じた

↓「イライラしている」というテロップが左から右に流れていくのを追います。

その後、再び呼吸に戻ります。

わいた考えを、次の考えへと広げないようにしましょう。

咳が出そうになったら、遠慮しないで出してください。

おなかがグーッと鳴っても気にせず、呼吸に集中しなおしてください。

2次元スタイルのブレインストレッチ

①まわりから聞こえてくる音を拾います。

・カチカチと刻む時計の秒針の音

・車のクラクションの音
・通りから聞こえる人の話し声
・バイクが通り過ぎる音
音の種類は、なんでもかまいません。「音を拾うことから気持ちを離さない」と決めて、その音の大きさや変化に、ただひたすら注意を向けましょう。

時間がなければ3～5分、ゆとりのあるときは15分間が目安です。

3次元スタイルのブレインストレッチ

①両手を軽く握って「グー」の形にし、下腹部に置きます。
③握った手で、下腹部を軽くトントンたたきます。
両手で同時にたたいても、片方ずつ交互にたたいてもかまいません。
④心のなかで、
「トントン、トントン、下ばらトン♪」

「トントン、トントン、下ばらトン♪」

と、リズミカルに唱えながら下腹部をたたきましょう。下腹の振動に意識を向け、そこから気持ちを離さないようにして、これを繰り返します。
時間がなければ３～５分、ゆとりのあるときは15分間が目安です。

自分流にアレンジして「無」を目指す

ブレインストレッチは、自宅はもちろん、通勤電車のなかや会社、喫茶店など、どこでも手軽にできるのが最大のメリットです。道具や費用は一切かかりませんので、まずは意識的に生活習慣のなかに取り入れていただきたいと思います。

電車のなかでブレインストレッチを行う際などは、左脳の方はさまざまな音が気になると思います。その場合は、聞こえてきた音にペタッとシールを貼り付けるようにイメージする「ラベリング」がおすすめです。

例をあげてみましょう。

・「ガタンゴトン」と聞こえた↓「音」とラベリングをする
・車内放送が聞こえた↓「アナウンス」とラベリングをする

このような感じでやってみてくださいね。

また、右脳スタイルの方は五感が優れていますので、ブレインストレッチの際にアロマを焚いたりするのも◎。アロマはリラックス効果があるものにすると、気持ちよくブレインストレッチができ、瞑想状態に入りやすくしてくれますよ。

ブレインストレッチには細かいルールなどありませんので、1つのことに集中できさえすれば、どんどん工夫していただいて構いません。自分が集中しやすいと感じることや、心地よくブレインストレッチができることがあれば、ぜひ取り入れてみてくださいね。

ブレインストレッチに慣れてくると、みなさん、こんなことをおっしゃいます。

「無になると体の感覚が消えて、座っているのかどうかすらわからなくなる」

自分の体が解けていくような、そんな不思議な感覚があるんですね。

そしてもっと瞑想状態が深くなると、自分という存在も感じられなくなり、宇宙と一体化したような、なんとも不思議な感覚が体験できます。

瞑想状態になっているときは、「今、自分は無になっている」と感じることはできません。無の状態だから、何も感じられませんし、何も考えられないからです。

けれども瞑想状態から覚めたとき、「今、宇宙と一体化したような感覚だった!」と、無になっていたことに気づくわけです。

超集中状態になったときも、まさにこれと同じ。

超集中しているその瞬間には、自分で「超集中状態に入っている」とはわかりません。すべては、終わってから気づくことなのです。

そういう意味では、日々の瞑想で超集中体験ができますので、その感覚も楽しみながらブレインストレッチに取り組んでいただきたいと思います。

〔ブレインストレッチのルーティンプログラム〕

ブレインストレッチの基礎である瞑想に加え、超集中の条件を満たすプログラムを行うことで、より早く超集中を目指すことができます。

超集中の条件とは、

①好きである（心地いいこと）
②思考や感情のコントロールができる
③ホルモンのバランスがとれている
④目的とプロセスがある
⑤社会貢献の意識が伴っている

でしたね。瞑想によって脳の機能を上げ、そのうえでこれらの条件を満たすためのプログラムを、自分の必要に応じてプラスしていくわけです。

そして、ルーティンプログラムとして瞑想と同様に繰り返し行うことで、ぐぐっと超集中状態を手繰り寄せるわけです。ここでは、

「自我観察法」

「ビジュアライゼーション」

「思考整理法」

の3つをご紹介したいと思います。

自我観察法については全員に行っていただきたいプログラムですが、ほかの2つに関しては、自分で「これはできていないな」と思われるものについて、とり入れていただければけっこうです。

自分ができているかどうか判断つきにくい場合は、プログラムを実践していただいたほうがいいでしょう。

それでは、それぞれ詳しく見ていきたいと思います。

ルーティンプログラム①「自我観察法」

ふだん、私たちは無意識のうちに思考を巡らせ、感情の浮き沈みや揺らぎを繰り返しています。

ですが先に申し上げたとおり、思考や感情に振り回されることが、超集中状態に入ることをもっとも妨げます。だからこそ、騒がしい思考を遮断し、感情の波を鎮めることが超集中の第一条件となります。

そこでおすすめなのが、思考や感情のバランスをとるのにたいへん効果的な、「自我観察法」というプログラムです。

自我とは、思考や感情のこと。要は、自分を客観的に観ることで、思考や感情を自分から切り離す作業を行うわけです。

たとえば、心がざわざわして落ち着かないときは、

「感情が波打っているな」

そんなふうに、自分を他人のように見るわけです。

自分の体からちょっと離れて俯瞰する。そうすると、自分の感情なのに、まるで他人の感情のように受け止められ、揺れ動いていた感情がスッと鎮まるのです。

では、実際にやってみましょう。

①息を吐くことを繰り返します。

最初はため息のように「はぁ～」と吐き、だんだん長く吐いていきます。

息を吸うときは、自然に吸います。

そのまま、少し気持ちが落ち着くまで繰り返します。

②落ち着いてきたら、自分の思考と感情を客観的に観察します。

（例）

「ここに怒りの感情がある」

「ここに悲しみの感情がある」

「慌てている自分がいる」

「理解されたい自分がいる」

「嫌われたくないと思っている」

「言うことを聞いてほしいと思っている」

あなたのなかにある思考や感情を、「まるで他人事のように」言語化してみましょう。

③②で言語化した言葉を、心のなかで3回繰り返します。

注意点としては、思考や感情の原因に目を向けないことです。

部下のせいでイライラしているとか、電車が遅れて慌てているなどの理由があるとしても、「部下のせい」「電車が遅れたせい」という部分は意識しません。

自我観察は、瞑想同様に毎日の習慣にしていただきたいプログラムです。

電車に乗っているときや、電車を降りて会社まで歩いているとき、お風呂に入っているとき、歯を磨いているとき……いつでもかまいません。電車に乗っているときなら、1～2区間程度でも十分ですから、毎日続けましょう。

ただし、長くすればするほど効果が上がりますので、最初は5分程度でもかまいませんが、徐々に長くしていくことをおすすめします。朝の電車では瞑想と自我観察をセットで行うなど、あらかじめ実践するタイミングを決めたほうが毎日の習慣にしやすくなりますよ。

それ以外でも、マイナス思考がわいたときや心が乱れたときなど、感情のブレがおさまらないときに行うと効果的です。やればやるほど超集中状態に入りやすくなりますので、ぜひ積極的に実践していただきたいと思います。

自我観察がうまくなってくると、自分でも変化を感じると思います。

たとえば仕事がいくつもたまって、「あれもしないといけない」「これも急がなきゃ……

もう、どうしよう！」とパニックになったときでも、その「どうしよう」となっている自分を冷静に見られるようになるのです。

イチロー選手は、「バッターボックスに立っている自分を、高いところから見ている自分がいる」と表現していますが、それと同じ現象があなたの身にも起こるんですね。

自分のパニック状態を俯瞰で見られるということは、慌てていても、動物脳の暴走はしっかりと抑えられています。つまり、表面的には慌てているように感じても、実際はものすごく落ち着いているということ。

そうすると、どの仕事から片づけると効率的に進められるか、パッとわかるようになります。これが、まさに超集中状態に入った瞬間です。

超集中状態になってしまえば、圧倒的な集中力があと押ししてくれますから、作業の処理スピードも驚くほど早くなります。

瞑想と自我観察がしっかりできていると、マルチタスクの状態でも、それぞれの作業ごとに超集中できるうえ、全体をまんべんなく俯瞰する力も備わります。ですから、作業の順序が適切に判断できますし、作業の見落としもなくなります。作業ごとに頭を切り替えるスピードも速いため、驚くほど高いパフォーマンスが得られるのです。

ルーティンプログラム②　「ビジュアライゼーション」

成功している人は、ゴールが明確です。

つまり、「自分はこうなる」というイメージができ上がっていて、それは必ず実現するものだという前提で動いています。

一方、成功していない人は目的がはっきりしていません。目の前のことばかりに気を取られ、自分でもどこへ向かっているのかわかっていない。「売り上げを増やさなきゃ」「この状況を何とかしないと」と、いつも不安に追い立てられています。

成功する人には細かな問題が起きないのかというと、そんなことはありません。解決や決断が求められる場面は山積みです。

だからといって、日々の細かい案件に振り回されることはありません。いちいち目先の問題に揺さぶられていると、大きなチャンスが見えなくなってしまったり、ダイナミックな決断ができなくなったりするからです。

デキる人は、常に意識をゴールに向けています。そうすればチャンスを逃すことはありませんし、必要なときに思いきった決断を下すこともできる。結果、成功を引き寄せられるわけです。

目的をはっきりさせるには、具体的にイメージすることがカギとなります。

携帯電話で有名なソフトバンクの創業者・孫正義さんは、イメージ力をつけるために、書いて書いて書きまくったといいます。会社を立ち上げるまでの間、どんな会社にするか、どのようにして自己実現するか、それこそ夜も寝ないで書いたそうです。

イメージをより具体的にするために、頭に浮かんだことをひたすら書き続けた。

そうやって書いているうちに、不思議と自分の発想とは思えないようなひらめきが生まれたというのです。その後の成功は、私が申し上げるまでもありませんね。

鮮明なイメージは、非常に大きな力を持ちます。そのことを、みなさんにも体験いただきたいと思います。

これから私がある状況を実況放送のようにお伝えしますので、みなさんはゆっくりと読み進めながら、できるだけ具体的にイメージしてみてください。

ふ～っと息を吐き、力を抜きます。

あなたの目の前に、黄色のみずみずしいレモンがあります。

そのレモンを手に取ってください。

少しひんやりした感触や、レモンの重さを感じてみます。

ナイフを手に取り、レモンを2つに切りましょう。

レモンの果汁が飛び散り、酸っぱい香りが鼻腔をくすぐります。

次に、レモンを薄くスライスしてください。

その一片を指でつまみ、口元に持っていって香りをかいでください。

口のなかに入れて、レモンを噛んでみましょう。

あなたの口のなかは、今どうなっているでしょうか？

恐らく、みなさんの口のなかにはレモンの酸味が広がり、唾液でいっぱいになっていると思います。

今ここにレモンはありませんし、実際に食べてもいません。香りもない。にもかかわらず、唾液が止まらないのはなぜでしょうか？

それは、もともと私たちの脳に標準装備されている機能です。何かイメージをしたとき、脳はそのとおりに体を動かすようになっているのです。

脳は、実際の体験とリアルなイメージの区別がつきません。ですから、レモンが実際に存在しなくても、あたかも存在しているようにイメージすれば脳は反応します。だから、口のなかに酸味を感じ、唾液が出たわけです。

科学的に証明された、こんなデータもあります。

陸上選手が座った状態のまま、トラックで走る自分の姿をリアルにイメージしました。すると、実際に使われる筋肉が活性化され、脈拍が上がることがわかったのです。

本人は目を閉じてただじっと座っているだけなのに、体には変化が起きる。それは、脳が「走っている」と勘違いして、体は動いていなくてもドーパミンを分泌させたからです。

このようなデータからいえるのは、自分のなりたい姿を鮮明にイメージすれば、脳はそのイメージを事実として認識するということです。そして、体はそれに応じた変化を起こし始めるのです。

詳細にイメージするためにもっとも効果的なのは、イメージを細分化することです。

たとえば顔を洗うときの動作なら、

「洗面台の前に立つ」
「足の裏に体重がかかっている感覚」
「床板の冷たさ、ザラザラした感触」
「水道の水を出す」
「水が手に触れたときの感覚」
「石鹸を手に取ったときの感覚」……

このように、果てしなくイメージを細切れにすることで、リアルにイメージする力を養うことができます。

達成したい目的や理想の自分像も、細分化して「すでにそうなっている様子」を鮮明にイメージすれば、脳にそれが現実であるかのように刷り込むことができます。すると、脳はそのイメージを実現させるためにあなたの体を動かし、全力で思ったとおりの未来を引き寄せてくれるのです。

ただし、結果だけをイメージしても、それは片手落ちになります。自己実現したいときは、必ずその「プロセス」もセットでイメージすることが欠かせません。

たとえば、お金持ちになって豪邸に住むという目的があるとします。ですが、その目的を「どうやってお金を手に入れるか」というプロセスなしにイメージしても片手落ちになり、夢物語で終わる可能性が高くなってしまいます。

では、プロセスとは何かというと、スポーツ選手なら日常の練習です。

ビッグクラブに移籍するという目的があるのなら、試合で結果を出さなければなりません。それには、技術を身につける必要がありますから、日々の練習が重要になりますよね。

こんなふうに逆算してプロセスを考え、そのプロセスも１つ１つ細かく分けながら、練習で上達していく自分の姿をリアルにイメージしていくわけです。

ビジネスパーソンも同じです。

最終的な目的も大事ですが、日々の課題を明確にし、それを1つ1つクリアしていくところもしっかりイメージすること。これを、できるだけ毎日繰り返すわけです。

イメージ力がつくと、体は勝手に日々の難題をクリアしようと動きますから、いつの間にかものすごいスキルが身につきます。そのうえで超集中すれば、目的が達成できないはずがないのです。

なお、イメージングのポイントは「ワクワク」です。

人間の脳は動物脳が強く働きますので、好きなことやワクワクすることに対しては、頭が自発的に回り出します。要は、脳があれこれ勝手に工夫をし始めるわけです。

そして何より、超集中状態に入るには「好き」が第一条件です。

「これを毎日すると、夢がかなう」

そんな気持ちでイメージするといいでしょう。

イメージが得意でないという方も、心配しなくて大丈夫です。本書では、どなたでも簡単にイメージ力がつく「ビジュアライゼーション」をご紹介いたします。

カバー表表紙《おもて》側の折り込み部分に付録としてカードを印刷していますので、まずはそのカードを切り取って、お手元にご用意ください。

それでは、次の手順に従って実践してみましょう。

①カードを30秒間、集中して見てください。
②時間がきたら、目を閉じます。
③目をつむると、カードの残像が浮かび上がってきますので、その残像が消えるまでの時間をカウントします。
④残像が消えたら、目を開けます。

さて、あなたは残像が何秒くらい見えたでしょうか。

そして、どのくらいはっきりと残像が浮かび上がったでしょうか。

このトレーニングでは、イメージ力を鍛えると同時に、残像の見え方で現在のイメージ力を測ることができます。

イメージ力のレベルは、次のとおりです。

レベル1
残像が何も見えない。

レベル2

「オレンジ地に青丸→青地にオレンジの丸」というように、残像ではオレンジ色と青色が反転して見える。残像は1分未満で消えてしまう。

レベル3

配色は反転して見えるが、残像は1分以上見え続ける。

レベル4

カードとまったく同じ配色で、1分以上残像が見え続ける。

レベル5

カードとまったく同じ配色で、5分以上残像が見え続ける。

はじめはレベル1でも、まったく問題ありません。トレーニングを続けていれば、誰でもレベル5を目指すことができます。

なお、レベル2〜3のようにカードの色が反転して見えるのは、脳の作用によるものですが、なぜそのように見えるのかは解明されていません。ですが、イメージ力が鍛えられてくると徐々に色は反転しなくなり、カードの配色どおりに残像が見えるようになります。

ちなみに、ある有名なプロサッカー選手にビジュアライゼーションを行ったところ、最初からレベル5という結果でした。相当ハイレベルなイメージ力ですね。

実は、アスリートや芸術家などは、ふだんからイメージを大切にするお仕事ですから、すでに高い感性をもっている方が少なくありません。

それでもいきなりレベル5というのは、やはりかなりのもの。だからこそ、日本でも屈指のトップアスリートとして活躍されているのだと感心しました。

ビジュアライゼーションに加え、ソフトバンクの孫さんのように、書くことによってイメージをはっきりさせると、いっそう効果的です。

日々の課題や目的、そこにいたるまでのプロセスを書き、それを繰り返し読み返すことで、イメージはより鮮明に脳に刷り込まれます。

書くのが苦手な右脳スタイルの方は、「コラージュ療法」がおすすめです。

コラージュというのは、写真や絵などを台紙に貼って、1つの作品をつくること。

「日々の課題」

「目的」

「そこにいたるプロセス」

これらがパッと見てわかるようにコラージュでつくります。

それを目につく場所に貼っておき、1日に何度も見返すといいでしょう。

ルーティンプログラム③「思考整理法」

動物脳をうまくコントロールするには、思考を整理し、感情の浮き沈みを抑える必要があります。

強いストレスを抱えている方が「あれもこれも全部イヤ、もう無理！」という状態に陥りやすいのは、自分が不快に感じていることを、すべて同じ視点で考えているから。本当は自分で解決できることもあるのに、それに気づいていないから、何もかもうまくいかないような気がしてゆううつな気分になるのです。

まずはいやなこと、困っていること、悩んでいること……あなたを振り回している要素を、1つ1つ丁寧に見てみましょう。たとえば、

「雨が降っていてうっとうしいなぁ」

「電車が混んでいて不快」

「会社にいやな人がいてムカつく」

「ミスしたらどうしよう」

「営業成績が悪くてへこむなぁ」

といった思いが心のなかにあるとします。

こんなにたくさんいやなことがあると、つらいですよね。でもよく考えてみたら、自分で何とかできそうなものがありませんか？

この場合は、「ミスしたらどうしよう」「営業成績が悪くてへこむなぁ」がそれに当たります。

ミスしたらどうしようと考えるのは、自分の過去や前例で失敗したケースがあるのを思い出し、動物脳が不安感をもたらすから。

ですが、それはあくまでも過去のことであり、ほかのケースです。今回もミスをするとは限りません。つまり、間違った考えだということです。

では正しい考え方は何だろう——それは、今に集中することですよね。

営業成績が悪いということも、基本的には同じ。スランプで仕事がうまくいっていないことに目を向けても仕方がありません。

それよりも、今できることに目を向けて、何ができるかを考えるべきでしょう。

上司や先輩にアドバイスを求めてもいいですし、同僚がどんな方法で営業成績をあげているのかこっそり研究してもいいでしょう。本を読んだり、インターネットで調べたり、何でもいいのです。

思考を修正して動けば、脳は集めた情報を勝手に整理してくれますから、必ず道は開けます。もちろん、そのタイミングでは超集中状態にも入ることができると思いますので、いつの間にか成績もアップしていることでしょう。

一方、雨が降っていること、電車が混んでいること、会社にいやな人がいることは、自分でどうしようもありませんから、考えても意味がないですよね。

自分で解決できないことについては、不快感がわいた瞬間に「キャンセル、キャンセル」とつぶやいて、頭のなかでその感情をゴミ箱に捨ててしまいましょう。

そしてふーっと息を吐き、ゆっくり呼吸してください。

最初は思考の切り替えがうまくいかないかもしれませんが、やっているうちにうまくできるようになりますよ。

超集中状態に入るための「呼び水」

超集中力を100パーセント使いこなすには、超集中状態を引き寄せるための脳トレーニングに加え、超集中状態をコントロールする術を身につけておくことが求められます。

簡単にいうと、あなたと脳との間で「合図」みたいなものをつくっておき、それを超集中状態の「呼び水」にするわけです。合図をすると、条件反射で超集中状態に入るルーティンですね。

私のおすすめは、何か1つ「トリガーアクション」や「トリガーワード」を決めていただくことです。

「頑張るぞ！」という言葉でもいいですし、ガッツポーズの動作でもかまいません。自分の好みで、やりやすいものをチョイスしてください。

たとえば、ラグビーの五郎丸歩選手は、試合中にボールを蹴るとき、中腰になって両手を合わせ、人差し指を立てるようなポーズをします。世間でもたいへん注目されたポーズですので、ご存知の方も多いでしょう。あれが、まさに五郎丸選手のルーティンです。

また消防士は日ごろから、「人命救助」という言葉とともにトレーニングを積んでいます。すると、火災や天災で出動するときには、人命救助と聞いただけでパッと超集中状態に入って、驚くような救出劇を見せたりするわけです。

人命救助というのは、いってみれば単なる言葉に過ぎません。ですが、その言葉とセットで体のトレーニングを行っていると、言葉を聞いただけでパッと体が動くようになるんですね。これが人間の脳のしくみなのです。

ビジネスパーソンの場合は、オフィスや営業先で声を出したり、目立ったポーズをとったりするのは難しいと思いますので、深呼吸や背伸びをルーティンにしてもかまいません。あるいは、自我観察のときと同じように、「焦っている自分がいるな」「緊張している自分がいるな」と思うことで、超集中の呼び水にすることもできます。

特に深呼吸の場合は、

・息を吸うと交感神経が優位になる＝ドーパミンが出やすくなる
・息を吐くと副交感神経が優位になる＝セロトニンが出やすくなる

という作用がありますので、ホルモンのバランスを調整しやすく、より超集中状態を引き寄せやすくなりますよ。

なお、脳に合図を覚えさせるには、先ほどの消防士のように、日常的に繰り返し何度も脳に刷り込んでいく必要があります。たとえば、ビジネスパーソンが深呼吸を超集中の呼び水にするのであれば、次のような感じです。

・始業時に深呼吸をする。
・電話をかける前に深呼吸をする。
・上司に報告をする前に深呼吸をする。
・会議の前に深呼吸をする。
・プレゼンの前に深呼吸をする。

このように、１つ１つの仕事にきっちりと集中できるよう、１日のなかで細かく深呼吸を繰り返していきます。

書類の整理、企画書の作成、報告書の作成といったようにいくつも仕事を抱えている場合は、１つのタスクが終了して新しい作業に入る前に必ず深呼吸をしましょう。

これを毎日繰り返していると、深呼吸をすることで脳が「超集中状態に入れという合図だな」と認識してくれるようになります。

共感と信頼を得、超集中を引き寄せる「最強のツール」

人は生きている限り、必ず「初対面の人と話す」機会があります。

特にビジネスパーソンの場合、その相手が取引先であったり、プロジェクトチームの初顔合わせであったりすれば、初めて会ったそのときから信頼を得ることができると、そのあとの仕事はとてもスムーズですね。場合によっては、取引先からいきなり大口の取引を得ることもあるかもしれません。

そんな最強のツールがあります。それが「テルザストーリー（tell the story）」です。

テルザストーリーとは、簡単にいって「自己紹介」です。しかし、ふつうの自己紹介と違うのは、ふつうは、自分の名前や出身、家族構成、出身校、趣味などの表面的なことを伝えるのに対し、テルザストーリーは、「自分の生き方、思考」などを語るところです。

単に、自分の人生をとうとうと語ればよいということではありません。テルザストーリーは、相手の信頼を得ることを目的とする「ツボ」を含んでいるのです。

その作り方をご紹介しましょう。まず、自分がどういった人生を歩んできたのか、それがどのように変化したかの「Before と After」、そしてその過程を、次の3つの要素を入れたストーリーにします。

・Why（なぜか）：自分はなぜこのような人生を生きているのか
・What（何か）：自分の人生とは何なのか
・How（どのように）：自分はどのように生きてきたか

そのためには、まず自分の人生を振り返り、キーワードとなりそうな言葉を思いつくままにあげます。そのなかからさらに言葉を選び、それらを元にストーリーを完成させます。

たとえば、ビジネスパーソンが初めての取引先と会って自己紹介する際に、「この仕事につくまでと、ついてからの人生（before・after）」を語り、

・なぜこの仕事を選んだのか、なぜこの仕事をしているのか（Why）
・この仕事の魅力は何か（What）
・この仕事でどのように頑張ってきたか、これからどうしていきたいか（How）

の要素を入れながら自分自身のストーリーを語ります。

（例）

【Before】　この仕事に出会うまでは、莫大な借金がありました。住む家も失いました。
【After】　この仕事で社長賞をとり、年収も倍増しました。そして、今年結婚します。

３年前の冬のことでした。居酒屋の仕事で明け方まで働き、疲れた体を、がら空きの電車のシートに身を沈めて帰宅する毎日でした。私はこのままでいいのだろうか……。帰宅時はいつも、不安と恐れと焦りがどっと心に押し寄せてきます。

その日も仕事帰りの電車に揺られていました。すると、スマホにメールの着信がありました。

「私の尊敬する人がいるんだけど、会ってみない？」

わらにでもすがる気持ちというのはこういうことなのか、すぐに「紹介してほしい！」と返事をし、アポイントをとってもらいました。そこで出会ったのが、運命の上司でした。

なぜこの仕事をしているかというと**（Why）**、人は誰も将来に対して漠然とした不安を抱えています。しかしそれは、自分以外の人にはいいにくいこと。誰が親身になって聞いてくれるかは、わからないですから。

今この仕事をして、縁を結んだ人が目の前で笑顔になっていく姿**（What）**に、あのときの私を見ているような気がするのです。もしあのまま、誰も声をかけてくれなかったら、私は恐らく今も、電車のシートに心細く身をうずめていたでしょう。

だからこれからも、人が笑顔になる姿を直接自分の目で見ていきたいのです**（How）**。

いかがでしょうか。趣味が同じとか、子どもが同じ年齢といった共通点がない限り、自己紹介で初対面の相手に親近感を覚えることはあまりないでしょう。しかし、こういったストーリーを聞くと、バックグラウンドがわかって一気に距離が縮まり、話してくれた相手に対し、肯定的な気持ちになりやすくなるのではないでしょうか。

このテルザストーリーを実行することによって、相手が受け入れてくれやすい状況がつくれます。すると、自分らしさをスムーズに出せる環境が整い、より実力を発揮しやすくなります。そうすれば超集中状態を引き寄せられるのです。

無理にプラスの言葉を選ぶ必要はない

昔から自己啓発の世界では、言葉には「言霊」があり、プラスの言葉を口にしていると、本当にプラスの出来事が引き寄せられるといわれてきました。口にする食べ物で体がつくられるように、耳に入ってくる言葉で脳や心が育つからなんですね。

耳には人の言葉も入ってきますが、一番耳にするのは「自分の発言」です。

自分の言葉は、どんなに小さな声でも聞こえます。人に向けて発する言葉も、ひとり言でも、全部聞こえますよね。それだけに、言霊の影響力はたいへん大きいのです。

ルーティンを言葉にする場合は、「頑張るぞ」「私ならできる」など、プラスの意味をもつトリガーワードを選ぶことをおすすめします。

ですが、いろいろなことがうまくいかず落ち込んでいる方、ポジティブでいようとすること自体が苦手な方などは、無理にプラスの言葉を使う必要はありません。心がついてこないのに、無理をしても苦しくなってしまうからです。

超集中のトリガーワードは、絶対にプラスの言葉でなければならないということはありません。変な話ですが、ペットの名前でも好きな食べ物でも、自分が言いやすい言葉であれば何でもいいのです。

ただし、ネガティブな言葉だけは避けたほうがいいでしょう。ネガティブな言葉は負のイメージを抱かせますので、マイナスの出来事を引き寄せかねません。自分のテンションも下げてしまいますし、あえてそのような言葉を選ぶ必要もないでしょう。

大切なのは、スムーズに超集中状態を迎えること。そのためには、あなた自身がご機嫌になれる言葉が一番なのです。

ブレインストレッチQ&A

ここでは、ブレインストレッチに関するよくある質問をまとめました。
みなさんが疑問を抱きそうな点について、できるだけ細かくお答えしましたので、ブレインストレッチのフォローアップとして参考になさってください。

Q ブレインストレッチを始めて、どのくらいで超集中状態に入れるの？

脳スタイルによっても変わりますし、個人差が大きいため一概にいえないのですが、過去に瞑想の経験などまったくない方の場合、最低でも3か月は継続していただきたいと思います。ただし、超集中状態に入る入らないは別にすると、すぐに心身の変化が表れることもあります。

たとえば左脳スタイルの方は、自我観察の効果が出るのが早い傾向にあり、人によっては2〜3日で「仕事の効率が上がった」などの効果を実感されることも。

一方、右脳スタイルの方は時間がかかるかもしれません。しかし、根気よく続けていただくことで必ず変化を感じると思いますので、まずは継続することを心がけてください。

何よりもったいないのが、「あと少しで超集中状態になれる」という直前にやめてしまうことなのです。

Q 超集中状態に入りやすくなる食べ物はありますか？

直接的に超集中しやすくなるというより、脳を活性化することで超集中状態に入りやすくすることはできます。

たとえば、脳にそっくりな形をしているくるみは、脳の神経細胞をつくるのに必要な「オメガ3脂肪酸」という栄養素のほか、認知機能を高める「ポリフェノール」、エネルギーの産生を促すビタミンB_1など、さまざまな栄養素を含みます。

スペインで行われた調査では、くるみを毎日ひと握りぶん食べる人の記憶力は、食べていない人よりも19パーセント高いということがわかっているほど。

にしんやさばなどの青魚や亜麻仁油などにもオメガ3脂肪酸が豊富に含まれます。

また、ブルーベリーはポリフェノールをはじめ、病気や加齢による脳のダメージを抑える効果のある「アントシアニン」が含まれます。

ちなみに食品ではありませんが、1／fゆらぎ（規則正しい音と規則性のない音がちょうどいい状態で調和し、ヒーリング効果があるとされる）といわれる音楽を聴くと、セロトニンの分泌が増えて動物脳の暴走を抑えてくれます。

１／ｆゆらぎは、川の音や波の音、雨音、そよ風などの自然音のほか、バッハ、モーツァルト、ショパンなどのクラシック音楽、また、美空ひばり、松任谷由実、宇多田ヒカル、ＭＩＳＩＡ《ミーシャ》や徳永英明の曲などで体験できます。

もちろん、適度な運動やスポーツ観戦、芸術鑑賞といった、脳を刺激する行為も◎。趣味を楽しんだり、仲間同士でワイワイお酒を飲みに行ったり（飲みすぎない程度に）するなど、気分転換になることを積極的にすることも超集中の手助けになります。

Q ブレインストレッチは、座って行ったほうがいいの？

必ずしも座る必要はありませんし、歩きながらブレインストレッチをすることもできます。歩きながらブレインストレッチを行う場合は、

「腕を振っているな」

「呼吸は今こんな感じだな」

「右足を出した、左足を出した」

など、体の感覚に対して意識を向けるといいでしょう。

ただし、1つのことに集中するのは通常の瞑想と同じですので、どうしても周囲への注意力が欠けてしまいます。歩行中に意識が周囲へ向かなくなるのは危険が伴いますので、歩きながらブレインストレッチをする場合は、人通りや交通量の多い場所を避け、公園のような広くて障害物のない場所で行うといいでしょう。

また、食べることに集中し、食べ物の味を十分に味わえば、食事中にブレインストレッチをすることも可能です。人の話を聞くときに、その話を聞くことだけに意識を集中すれば、それもブレインストレッチをしているのと同じこと。

このように、ブレインストレッチはいつでもどこでも、何をしているときでも行うことができるトレーニングなのです。

Q　左脳スタイルの瞑想で、テロップがうまくイメージできません。

たとえば電車に乗っているときであれば、「電車の走る音」「アナウンス」というように、事実を認識することができればそれで十分です。

わざわざゆっくりとテロップを流したり、無理に文字を思い浮かべながらラベリングをしたりする必要はありません。

瞑想に慣れてくると、テロップやラベリングなしにスッと無に入れるようになりますので、あくまでも瞑想に慣れるまでの手法という前提で、あまりルールに縛られずに行ってくださいね。

Q　時間がなく、うまくブレインストレッチができません。

お子さんがいらっしゃったり、お仕事が忙しかったりされる方の場合、なかなかまとまった時間が取れないと思います。その場合は、細切れに集中する時間をつくってもかまいません。

１日20分のブレインストレッチを目指している方でしたら、

・電車で３分を３回＝９分
・会社で５分×２回＝10分

というような時間配分でもＯＫ。

３か月ほど続けてブレインストレッチの基礎ができたら、あえてブレインストレッチの時間を確保しなくても、洗濯物を干しながら「今、こんなことを考えているなぁ」「仕事のことで不安を感じているなぁ」と自己観察をしたり、呼吸を意識しながら掃除機をかけたりするだけでも効果は得られるようになりますよ。

もっとブレインストレッチに慣れた方であれば、瞬間的に1秒間ふ~っと息を吐いて「今、ここに戻ろう」と思うだけでも効果が得られます。

Q ブレインストレッチを始めてから、生活習慣が変わりました。

あるクライアントの方は、ブレインストレッチを始めてから夜9時にベッドに入るようになったそうです。その代わり朝4時には目が覚めるので、早朝から出社して午前中に1日の業務を終わらせるようになったのです。

それ以前は完全に夜型で、深夜まで起きているのがあたりまえだった方ですから、ブレインストレッチで生活が一変したわけですね。

実はブレインストレッチをすると、脳が正常に機能するようになるため、体が必要なものをちゃんと求めてくれるようになります。

つまり、このクライアントの方は、本当は早寝早起きが自分に向いていて、体はそれを求めていた。仕事も、そのサイクルで動くほうが効率的に働けるタイプだということを、ブレインストレッチを通じて気づけたのでしょう。

ブレインストレッチで生活習慣が変わった場合は、本来、それが自分に合っているということ。よい変化ですから、体の声を大切にしていただきたいと思います。

Q　いきなりたくさんのプログラムを同時に始めるのはたいへんです……。

初めての方は、どうしても一度にいろんなことをするのが難しいと思います。

ブレインストレッチは、何よりも継続することが最優先ですから、無理をする必要はありません。

まずは瞑想だけに取り組んでいただき、余裕が出てきたら、ほかのプログラムにも挑戦していただきたいと思います。

Q　どうしてもブレインストレッチをする気になれない日があります。

人間は毎日一定の感情でいられませんし、体調にも波があるのはあたりまえです。

気分が下降気味のときは、そういう日もあるよねと気楽に考え、あまり神経質にならないようにしましょう。

いくら頭で考えても整理できない感情や思考は、ヒトの司令塔である脳で起きていること。ちょっと動物脳が騒いでいるだけなのです。

ブレインストレッチをする気にならない日は、息をふ～っと吐いて、体の力を抜いてみてください。たったそれだけで、気持ちが楽になることもありますよ。

ゆったりと過ごして気分がよくなったら、またブレインストレッチを再開してくださいね。

Q　ブレインストレッチの効果の実例を教えてください。

これは、J1のあるプロサッカー選手の実例です。

彼は試合に出ると、常に自分がミスをするのではないかという心配にかられていました。そして、実際にミスをすると落ち込んでしまい、完全に自信を失ってしまうのです。この選手の悩みを聞いたトレーナーが、私にこの選手を紹介してくださいました。

さっそく彼に脳スタイルテストを受けていただきました。次ページの表が、2018年9月と12月、ブレインストレッチを行う前とあとに受けたテスト結果です。

あるプロサッカー選手の脳スタイル

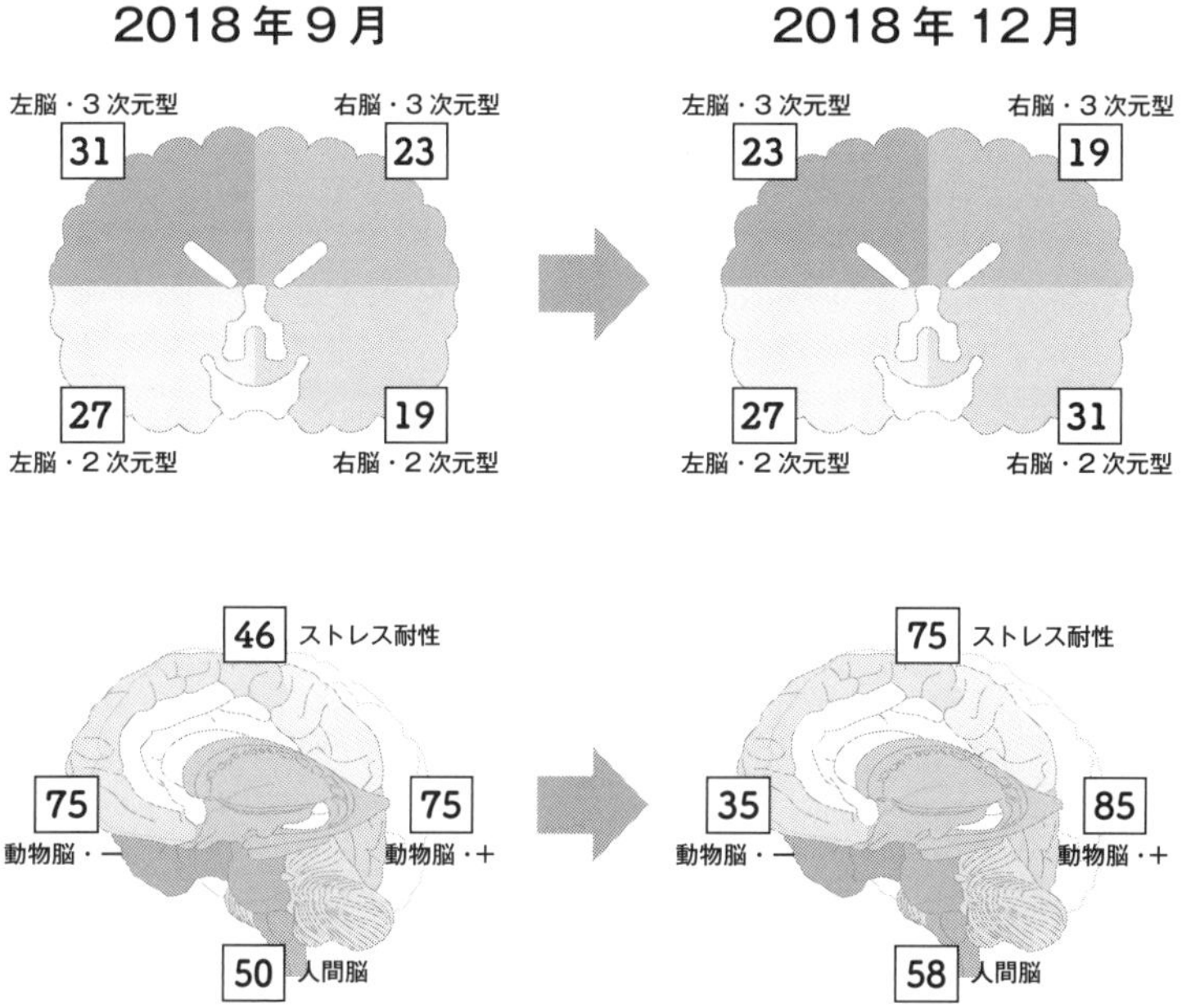

ストレス耐性	ストレスにどれだけ耐えられるかという強さを表す。ストレス耐性の理想値70を超えていると、ストレスによる感情の揺れをうまくコントロールでき､変化への適応度が高い。逆にストレス耐性が30を切っている場合は心身が悲鳴を上げている状態。
動物脳・ー	ストレスに対して攻撃的（イライラや怒りなど）、または逃避的（不安や悲しみなど）になる感情。理想値である30以下は、感情の浮き沈みが少ない冷静なタイプ。70を超えていると、動物脳が暴走しやすい状態。
動物脳・＋	食欲や性欲、睡眠欲、意欲など、本能的な脳の使い方を表す。脳の発達を促す重要な機能で、数値が大きいほどモチベーションが高くなり、ワクワクすることが多くなる。
人間脳	理性で冷静さを保ったり、人の気持ちを察したり、複雑な思考をしたりする能力。また、人や社会の役に立てるよう、自他を育てる力でもある。理想値は70。数値が大きいほど脳を鋭くすることができる。

まず9月のテストを見ると、脳は、「ミスをしたらどうしよう」という不安脳であり、それに対する具体的な対策案もないという状態でした。

そこで、彼の脳スタイル、左脳3次元に合わせたブレインストレッチを行っていただいたところ、下の右側の表のように数値が変化しました。ここからいえることは、不安な感情が落ち着き、今やるべきことを自問自答できるようになったということです。どうすれば不安にならないかという対処法を考えることができ、集中できる脳になったのです。

3か月間、しっかりとブレインストレッチに取り組んでくださったことで、グラウンドでの「自分の仕事」に集中でき、プレーも見違えるようになりました。

第5章

1000倍成果を上げる「超集中」活用術

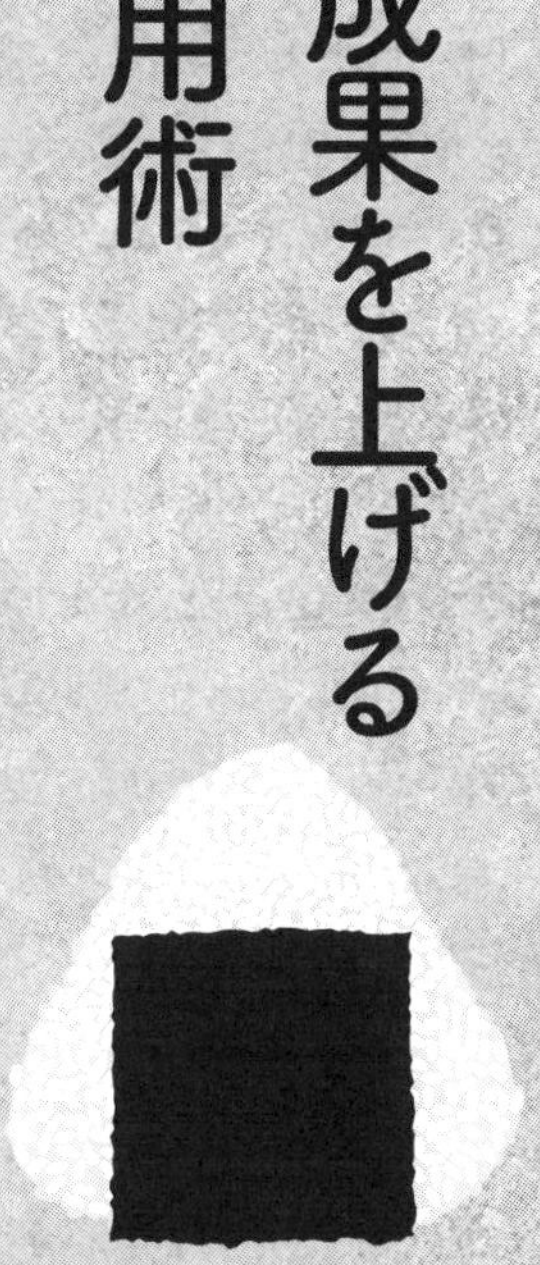

超集中の活用法は千差万別

４章でご紹介したブレインストレッチは、どれも基礎となるプログラムであり、ほとんどの方に無理なく実践していただける内容となっています。

脳スタイルによって合う合わないもありませんので、ご紹介したプログラムを続けていただければ、しっかりと超集中状態に入ることができるでしょう。

超集中状態に入るということは、どんな場面においても自分の能力を１００％発揮できる状態になります。

そうすれば、諦めた夢を叶えられるかもしれません。自分には無理だと思ってチャレンジすらしなかったことに、勇気を出してトライすることもできます。その挑戦によって、新たな人生や大きな成功を手に入れられるかもしれません。

考えただけでも、ワクワクしますよね！

ブレインストレッチは、やれば必ず効果が得られます。ですから少し慣れてくると、みなさんは、「もっと超集中の回数を増やしたい」「うまく超集中状態をコントロールしたい」と望むようになります。

超集中を体験すると、その驚くべき力に魅了され、誰もが「超集中の達人」を目指したくなってしまうんですね。

そこで本章では、私が過去にアスリートやビジネスパーソンにご提案したプログラムの一部をご紹介するとともに、超集中で成功した人たちの体験談も交えながら、みなさんにより深く超集中を知っていただくためのヒントを明かしたいと思います。

人生に革命を起こした人たちが、どんなふうに超集中を活用しているのか、みなさんも大いに刺激を受けてください。

（性格が変わり、プレーの質が上がったプロサッカー選手）

2016年より、オランダのSCヘーレンフェーンに完全移籍し、同年に日本代表にも選ばれた小林裕希選手。実力はもちろんのこと、その強気なコメントも注目されていました。

しかし実は、喜怒哀楽が激しく、試合前は緊張してしまうと、悩んでいたようです。その精神的な不安定さがなくなれば、もっとプレーもよくなるはず、ということで知人より紹介され、ブレインストレッチを指導させていただきました。

ブレインストレッチという聞き慣れない言葉ながらも、脳トレーニングということでいらっしゃいましたが、それが瞑想を中心としたものだとわかると、はじめはかなり抵抗があったようです。何かの宗教のように感じ、洗脳されるのでは？　という気持ちがあったと（笑）、のちにうかがいました。しかし、好奇心旺盛な性格も手伝い、とにかく受けてみるということになったのです。

はじめは、なかなか指導どおりにしていただけなく、ブレインストレッチをしたりしなかったりということがありました。が、徐々に習慣化され、同時にプレーの質が明らかに変わったことが自覚されると、その後は積極的に続けられるようになりました。

彼自身が実感されているため、ブレインストレッチの効果についても、さまざまなところで発信してくださっています。

ここで、彼からのメッセージをお伝えしたいと思います。

「ブレインストレッチは瞑想とは少し違い、何も考えたらいけないのではありません。これは、自分をよく知るための道具だと思っています。自分が今どんな感じなのかな？というのを常に感じて、そのつど呼吸に意識をもっていく。

そうすることでいつのまにか平常心になっています。最初は自分が楽しく続けられるようなやり方を、自分でつくってもよいのかなと思います。

会社で働く人も時にはムカつくこともあるでしょうが、ブレインストレッチを、ぜひ楽しくトライして欲しいです！」

オランダSCへーレンフェーン所属（元サッカー日本代表）

小林祐希選手の脳スタイル

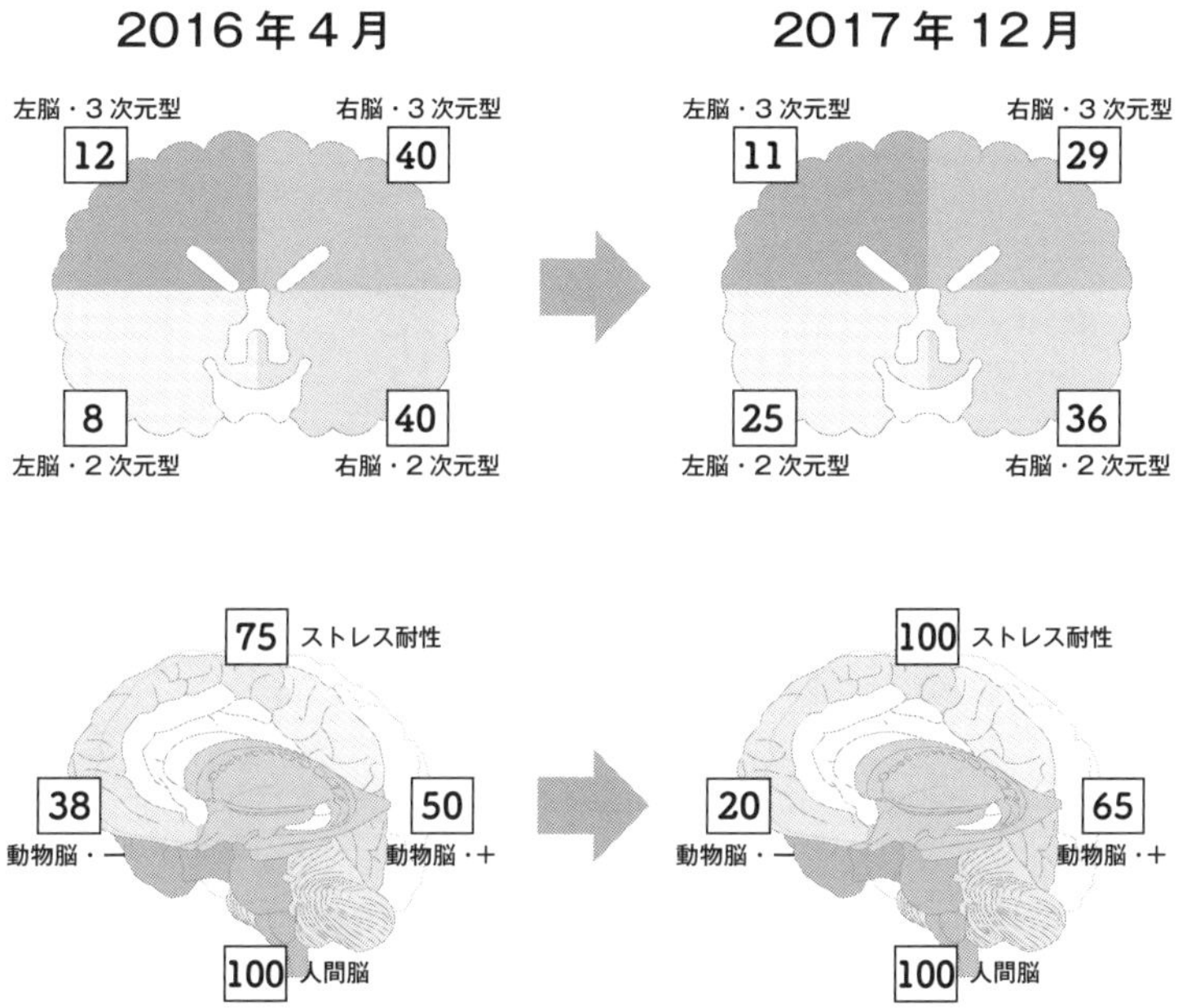

小林選手が行ったブレインストレッチのポイント

①自分の呼吸に意識をもっていく。
②自分で自分自身のことをしっかりと観察して、自分のことを知る。
③自分を絶対に否定しない。

ブレインストレッチによって起こった変化

前…喜怒哀楽が激しく、試合中にイラッとすると試合が終わるまでずっとイライラが続く。味方に罵声を浴びせ、人の話は全く聞かない一方で、試合前は結構緊張していた。
後…いつも一定の精神状態を保てるようになってきている。

※ストレス耐性、動物脳＋・ー、人間脳については205頁参照。

自我観察の応用

また別のプロサッカー選手に、自宅で行うためのプログラムとして、次のような内容を提案しました。

・家にいるときは、利き足ではないほうの足でずっとボールに触れること

トイレに行くときも、キッチンへ飲み物を取りに行くときも、ひたすらボールを蹴りながら移動する。座っているときには、リフティングをする。

・食事中の際は、利き手ではないほうの手で箸を持つ

・おにぎり1つを、30分くらいかけて食べる

これらは、いったい何を意味すると思いますか?

まず利き手や聞き足を使わないのは、慣れていない手や足を使うことで集中力を高められるからです。使いにくい手(足)で作業するには、いつもの何倍も集中しなければなりません。

そのことによって、ふだん使われていない脳の領域も活性化され、超集中につながりやすくなるのです。

一方、おにぎりを30分かけて食べるのは、自分の体の感覚に敏感になるためです。ただ黙って食べるのではなく、声に出しながら自分の行為を1つ1つ確認していきます。

「目をおにぎりに合わせる」
「右手が伸びた」
「おにぎりをつかんだ」
「今、おにぎりを口に運んでいる」
「ひと口かじった」
「頬の筋肉が動いている」

このように自分の動作を声に出して実況します。これも自我観察の1つですから、思考や感情のバランスを整えるのにたいへん効果的なのです。

自分の動作に細かく集中することで、筋肉に対する感覚も研ぎ澄まされるというメリットも得られます。

「使命感」や「志」で超集中への階段をかけ上がる

ブレインストレッチを継続するうえで欠かせないのが、「使命感」や「志」です。なぜなら、人は自分だけのためだけに頑張ることができないからです。

自分の夢や目標のためだけに頑張っているだけだと、ささいな問題が起きただけでくじけたり、諦めてしまったりします。

頑張ることをやめても、誰もがっかりしない。誰かの笑顔を奪うわけでもない。たとえ無意識であっても、心のどこかでそんなふうに思っていると、人は簡単に歩みを止めてしまうものなのです。

ですが、自分以外の人の役に立っているという意識が伴えば、人は自分でも驚くような力を出すことができます。困難に直面しても、何とかしてそれ乗り越えようとしますし、そのための力もわいてくる。

決して、きれいごとではありません。それはもともと人間に備わっている性質であり、仕事や勉強をはじめ、あらゆることに通じます。もちろん、ブレインストレッチにも同じことがいえます。

使命や志と聞くと、特別な人が持つもののように感じられる方がいらっしゃるかもしれません。でも、大げさなことでなくてかまわないのです。

「自分が仕事を頑張れば、社内が活性化して会社に貢献できる。するとみんなもやる気になるから、人の役に立つ商品がどんどん開発されて会社は大きくなる。結果的に、社会からも喜ばれる会社になるんだ」

「私が家事を頑張ることで、家族みんなが笑顔になって家庭円満♪」

こんなふうに考えるだけでも十分でしょう。

志や使命感があれば、それを達成するために「ブレインストレッチで自分の能力を上げたい」と思うようになります。

ブレインストレッチの効果を得られるようになれば、実際に誰かが喜んでくれる。すると今度は、「もっともっと、あの人（社会）に喜んでもらいたい」という、新たな志や使命がわいてきて、ますますブレインストレッチに励むようになります。

使命・志
←
ブレインストレッチ
←

目標達成
←
新たな使命・志
←
ブレインストレッチ
←
目標達成

このようなゴールデンサークルができ上がることで、超集中状態への階段も、最短時間でかけ上がることができるわけです。

シンデレラストーリーを引き寄せた超集中力

現在、外資系の金融機関でフィールドマネージャーとして大活躍されている、Aさんという女性のお話です。

彼女はもともと地方在住で、幼い子どもを抱えたシングルマザー。そんな状況のなか、「ゆみ先生の近くでブレインストレッチを学びたい！」と、上京を決意されました。

もちろん、私としてはこんなにうれしいことはありません。ですが、東京に仕事のあてがあるわけでもなく、頼る人もいなかった彼女。よく思い切ったものですが、それは彼女の右脳3次元スタイルがなせる業。楽天的な性分で、「何とかなりますよ！」と開き直ってのリスタートでした。

上京後は、飲食店などで働いていたAさん。

お子さんのためにも懸命に働きましたが、やはり収入はなかなか安定せず、次第に生活は困窮していきました。古くて狭いアパートに親子2人、ひっそりと暮らしていたのです。忙しさや経済的な不安から、おしゃれに目を向ける余裕もなくなり、いつしか彼女は実年齢よりもずいぶん老けた印象になってしまいました。

そんなAさんに、上京して数年後、人生を変える大チャンスが訪れました。偶然目にした求人広告に、ある外資系の金融会社が求人案内を出していたのです。

募集内容を見ると、「30代くらいまで」という年齢制限があり、当時45歳だった彼女はすでに条件から外れていました。

ですが、私の目には勝算があると映りました。

集中的にブレインストレッチをすればいけるかもしれない——そう踏んで、「このチャンスを逃したらあとがないよ」と、迷うAさんの背中を押したのです。

彼女自身も、日々のブレインストレッチに励むなか、「自分が本当に得意なことを使って仕事をしたい」という思いが強くなっていたようで、「このチャンスに賭けてみます！」と言ってくれました。

採用試験が始まるまでの間、私はAさんに徹底的に瞑想をしてもらいました。そして「テルザストーリー（tell the story）」というプログラムを、ブレインストレッチの一環として加えたのです。

テルザストーリーとは、自分の半生をショートストーリーにまとめる手法のことで、自分のことを人に語るために作ります（作り方の詳細は192ページ）。

Aさんの場合は、短い時間のなかで面接官に自分のことを深く正確に知ってもらう目的と同時に、面接の際に超集中状態に入ることを想定し、このショートストーリーを超集中の「呼び水」として使おうという作戦でもありました。

これが大成功。見事、彼女は採用を勝ち取ることができたのです。

あとでわかったことですが、この採用試験は約1万5000人の応募者のなかから、わずか25人の採用でした。それを年齢制限にひっかかりながら突破したのもすごいのですが、同期の顔ぶれを見て二度びっくり。みな、超高学歴のエリートだったのです。

アメリカの大学院でＭＢＡ（経営学修士。経営学の大学院修士課程を修了すると授与される専門職学位のこと）を取得しているのはあたりまえという、若い怜悧なメンバーのなかで唯一、彼女だけが高卒で、何の資格も持っていませんでした。

この結果は、まさに超集中が呼び寄せた奇跡といえましょう。

入社後も、Ａさんはブレインストレッチをし続けました。採用試験での驚異的な効果を体験し、「これしかない！」と強く感じるようになったようです。

その結果、さらなる奇跡を次々と巻き起こします。

営業成績は、同期のなかで断トツのトップ。社内記録でいうと、歴代2位という成果を上げたのです。これが高く評価され、彼女は都内営業所のフィールドマネージャーに就任しました。

Ａさんがフィールドマネージャーを託された営業所は、かなり成績が低迷していました。会社としては、何とかテコ入れをしたいと考えていたわけです。

そんな会社の期待に応えるため、彼女はどんな方法でアプローチしたと思われますか？なんと、営業所の部下全員に、毎日のブレインストレッチをすすめたのです。

叱咤激励するのではなく、自分なりの営業ノウハウをたたき込むのでもなく、瞑想や思考整理法といったツールを使い、おのおの持ち味を生かして営業成績をボトムアップさせようとしました。

結果、彼女がフィールドマネージャーになってわずか3か月で、売り上げは対前年比200％を超えたそうです。それを可能にしたのは、営業所のメンバー全員が揃って成績を上げたからにほかなりません。

つまり、部下の方々もみな、超集中力を活用されているということです。

現在もチーム一丸となってブレインストレッチに取り組み、着実に成果を上げ続けているAさん。次の目標を、フィールドマネージャーのさらに上である支社長に設定し、毎日本当に楽しそうにお仕事をされています。

今はキラキラ輝いていて、年齢よりもずっと若く見えるようになりました。

「あまのじゃくリスト」で起死回生の逆転劇

ある大手保険会社に勤務するBさんという男性は、営業成績が振るわず、社内でリストラの候補に入っていました。

40代半ばという年齢もあり、ご本人はとても危機感を抱かれていました。ですが、それ以上に仕事を辞めたくない理由があったのです。

初めてカウンセリングに見えたとき、男性はこうおっしゃいました。

「この仕事はいろんな人脈ができて、自分も成長できる。こういう仕事はほかにないから、何としても退職だけは免れたいんです」

私はどんな方法でブレインストレッチを進めるべきか考え、Bさんが右脳2次元スタイルであることから、基本のブレインストレッチのほかに、「あまのじゃくリスト」というプログラムを加えることにしました。

あまのじゃくリストというのは、不安なことや嫌いなこと、不快なことをすべて書き出し、その1つ1つに対して、逆の気持ちになれることを考えるワークです。

2次元スタイルの方は、もともと選択肢をたくさん持つことが苦手なため、視野が狭くなりがちなところがあります。それによって不安や心配を招いたり、緊張状態に陥ったりしやすいのが特徴です。

こうした精神的な問題が、物事の流れを妨げ、うまくいかない状況を作ってしまうことが少なくありません。

ですが見方を変えると、不安や心配の種さえ取り除けば、大いにうまくいく可能性があるということです。それにはどうすればいいかというと、あまのじゃくリストが有効なわけです。

結果から申し上げますと、2か月後にBさんはリストラ候補から外されました。ブレインストレッチの開始後、みるみるうちに営業成績が伸び、「会社にとって必要な人材」になったからです。

当初、Bさんの最大の弱点は「親しくなった人には保険をすすめられない」という部分でした。

人と知り合うと、彼の人柄のよさから、公私に関係なくすぐに相手と仲良くなってしまう。そうすると、大切な友人には保険の営業ができなくなるのだと言います。

これは右脳2次元スタイルの特徴ですから、仕方がありません。

そこで私はまず、男性に「仕事でいやだと感じていることを全部あげてください」とお伝えし、それぞれの項目をプラスの内容に変換していただきました。

具体的には、次のようになります。

・親しい人には保険の営業をしたくない→別のお客様に新たな商品をご紹介する
・笑顔のない人に会うのはいやだ→自分が笑顔でいるようにする
・安心、安全でない状態は苦しい→自分は常に安心で安全だと意識する
・議論はしたくない→よりよくなるための意見交換をする

あまのじゃくリストを作成するときのポイントは、ネガティブな言葉を、すべてプラスの言葉に変換すること。そして、変換した言葉を声に出して読み上げます。

プラスの言葉を口に出してアウトプットする行為は、もっとも簡単に「自分の好きなことをするのは気分がいい」という実感を得やすい方法なのです。

2次元スタイルの方は、人の顔色を見て、自分のことは二の次になりやすいところがあります。そのため、このような方法で、まずは自分を大切にする感覚を持つことがおすすめなのです。また、具体的に書き出してみると、行き詰まっていたことでも解決策が見えてくるといったメリットもあります。

一方、仕事のなかでBさんがとりわけ神経をすり減らしていたのは、週1回のテレホンアポイントメントです。電話での勧誘は、こちらの顔が見えないだけにいやな対応をされることも多く、まるで自分の人間性まで否定されたように感じたそうです。

このようなときは、そこにどんな壁があって、その壁をどうやって突破するかを考えておくことがカギとなります。

男性があげた壁は、次のような内容でした。

「保険は必要ありませんと断られる」

「いきなり電話を切られる」

「忙しいと言って相手にしてもらえない」

「文句を言われる」

こうした対応をどう突破するかというと、「電話の相手はこちらのせいで不快になったのではなく、もともと動物脳が暴走している人なんだ」と理解することです。

つまり、相手のストレス耐性が低いから、ちょっと電話で保険の勧誘をされたくらいでキレたりするのです。あるいは、たまたま相手の体調が悪かったり、電話の前にいやなことがあったりした可能性もありますが、いずれにしてもこちらの問題ではありません。

電話で何を言われても、その言葉はこちらに投げられたものではなく、相手は壁に向かって言っているようなもの。だから、こちらは冷静に仕事をすればいいんですね。

いやな仕事だからといって、しないわけにはいきません。けれども気が重くてなかなか進まない……そんなときは息をふ～っと吐いて、「淡々と、ちゃっちゃと終わらせて早く帰ろう」と思うこと。男性には、そうお伝えしました。

変化が出たのは、そのわずか2週間後でした。テレアポのお仕事は1日に電話をかける本数が決まっているのですが、今まではいつも最後まで残っていたBさんが、一番に仕事を終えて帰ったそうです。

まわりも驚くほど、短時間で一気に電話をかけることができた。これは、完全に超集中状態に入っている証拠です。

ブレインストレッチを始めて1年が経った現在のBさんは、あれほど苦手だったテレアポも「成果を出すためにやるべきこと」という認識が強くなり、自発的に休日出勤をして取り組むほどになられました。以前のような「いやな仕事はしたくない」という意識は、すっかり消えてしまいました。

また、「親しい人に保険の営業はかけたくない」とかたくなだったのもウソのよう。今では「知人に声がけをして、お互いに不快感なく商談を立ち上げるにはどうすればいいか」ということを、熱心に研究されています。

無理のない方法でしっかりと営業成績を上げることができたことで、Bさんはますます仕事が好きになり、着実に成績を上げているそうです。

年収大幅アップで300万円の借金をスピード完済！

20代の男性・Cさんは数年前に転職され、ある企業で営業の仕事をされています。転職の理由は、投資に失敗して抱えた300万円の借金を返済するためでした。

というのも、彼の勤務する会社は完全歩合制だからです。頑張って契約をどんどん取れば、それだけ収入を増やすことができますから、簡単に借金が返済できると期待していたんですね。

ところが、Cさんの目論見《もくろみ》は完全に外れてしまいました。どんなに頑張っても成績は振るわず、入ってくるお給料は、最低保証されているわずかな基本給のみ。

しかも、そのほとんどが借金の返済に消えてしまうため、間もなく電気やガスなどの公共料金が払えなくなり、とうとう家賃すら払えなくなってしまったのです。

入社3か月目にして家がなくなり、友人の家を転々とする日々……。食事も1日1食に切り詰めるほど、苦しい生活を強いられてしまいました。

それればかりか、ストレスと栄養状態の悪さから体調まで崩し、ひどい胃痛や嘔吐に悩まされるように。それでも病院へ行くお金がなく、ひたすら耐え忍んでいたのです。

Cさんは心身ともに逃げ場を失い、不安な状態で仕事がまったく手についていませんでした。とても落ち着いて仕事ができる状況ではなかったのです。

まず、心を鎮める必要がある。それにはブレインストレッチが効果的だと思い、私は瞑想をすすめました。

こうして毎日30分間の瞑想を始めたところ、Cさんは1～2週間で脳がスカッとする感覚が得られるようになったそうです。そして、久しぶりに心身が軽くなると、彼は自分が何のために今の仕事をしているのか、すっかり忘れていたことに気づきました。

まずは、借金を返済すること。それが自分の最大の目的であることを思い出したCさんは、「借金を返し終えた自分」というプラスのイメージを持ち続けることで、ふとした瞬間に襲ってくる不安に引きずられないようにしたのです。

さらに私は、前出・Aさん（216ページ）のときと同様に、彼にもテルザストーリーをすすめました。Cさんは2次元脳と3次元脳が同数の右脳スタイルなのですが、右脳スタイルの方には、テルザストーリーが営業の強力な武器になるからです。

ショートストーリーを作る際には、情報伝達の柱となる、次の「5W1H」に則って頭のなかを整理します。

いつ（When）
どこで（Where）
誰が（Who）
何を（What）
なぜ（Why）
どのように（How）

右脳スタイルの方は、この6つの要素を意識することが苦手なため、つい自分の感覚で物事を表現してしまうところがあります。その点、5W1Hを意識するとショートストーリーをつくりやすくなりますし、自分の目標も明確になるというメリットが得られるのです。

このようにして、Cさんに「なぜ、この仕事をしているのか」「この仕事を頑張ってどうなりたいのか」といったストーリーをつくってもらい、それを商談の場でどんどんお客さんに話すようアドバイスしました。

Cさんは当初、クライアントに借金の話までオープンにしていいものだろうかと、随分躊躇《ちゅうちょ》していました。ですが、「遊びでつくった借金ではないのだから、堂々と話せばいいんだ」と考え、自分の話をどんどんするようになったのです。

するとどうでしょう。話を聞いたお客さんたちが、次々と応援してくれるようになったのです。

かっこつけず、ありのままの自分を包み隠さずお客さんに見てもらう。それが信用にもつながり、お客さんが別のお客さんを紹介してくれる……という、よいサイクルをつくることにも成功しました。

ちなみにCさんの場合も、テルザストーリーが超集中の呼び水となり、商談中には効率的に超集中状態に入ることができるようになりました。

その結果、「この人には図解で説明するのが適している」「今回は、数字をきっちり出したほうがよさそうだ」など、相手の性格に合わせて臨機応変に商品の説明ができるようになり、商談の成約率もグンとアップしたそうです。

ブレインストレッチを始めて1か月ほどで、Cさんは週に2件程度の契約がコンスタントに取れるようになっていました。これは、以前の4倍以上に当たる数字です。

1年目には200万円程度だった年収も、2年目には620万円に跳ね上がり、なんと社長賞まで受賞。社長賞を獲得するには、全国の年間ランキング上位1割のなかに入らなければならないそうですから、その急成長ぶりには目を見張るものがあります。

3年目の現在も着々と成績を伸ばし続け、このままいけば年収1000万円を超えるペースだといいます。

一番の目的であった借金返済はあっという間に成し遂げ、体調のほうも、病院できちんと治療を受けたおかげですっかり回復（十二指腸潰瘍だったそうです）。プライベートでは、おつき合いしていた女性と結婚することもかないました。

今では社内でもエースとして期待されるようになり、次なる目標を「年収1億円」に定めて、精力的に頑張っていらっしゃいます。

（あなたも天才の域に入れる！）

ブレインストレッチの具体例ではないのですが、最後にぜひ、みなさんにご紹介しておきたいデータがありますので、少しだけおつき合いください。

みなさんは、自分の脳がどのくらいの重さかご存知でしょうか。

人間の成人男性の脳　↓　約1400g
人間の成人女性の脳　↓　約1250g

では、一流と呼ばれた人物の脳の重さは、どのくらいあると思われますか？

夏目漱石（※1）の脳　↓　1425g
内村鑑三（※2）の脳　↓　1470g
ナポレオン三世（※3）の脳　↓　1500g
ビスマルク（※4）の脳　↓　1807g
ツルゲーネフ（※5）の脳　↓　2012g

アインシュタイン（※6）の脳　→　1230g

※1小説家／※2キリスト教思想家／※3フランスの皇帝／※4ドイツの政治家／※5ロシアの小説家／※6ドイツ出身の理論物理学者

ちなみに、動物の脳の重さはというと、

ねずみの脳　→　1.5g
うさぎの脳　→　10g
さるの脳　→　90g
ゴリラの脳　→　450g
ぞうの脳　→　5000g
まっこうくじらの脳　→　9000g

動物は一般的に、体が大きくなると体重が重くなり、脳の重さも重くなる傾向があります。

実際、ぞうやくじらに比べると、人間の脳ははるかに小さいですよね。

ところが、人間ほど高い知能をもつ動物はいません。いったいどういうことでしょうか。これが意味するのは、知能の高さは脳の重さに比例しないということ。知能の高さは、神経細胞をつなぐ回路の緻密さと、緩慢さによるものなのです。

では、人間同士の脳を比べてみましょう。ビスマルクやツルゲーネフの脳はやや平均値より重いものの、歴史的に大きな功績を残した人でも、脳が並外れて大きいということはありません。

この結果からいえば、ごくふつうの人にも天才になれる可能性があるということ。とても勇気づけられるデータだと思いませんか？

はじめに申し上げたとおり、「能力＝集中」です。つまり、天才とは「集中する術を知っている人」にほかなりません。

超集中状態に入る頻度が多くなればなるほど、超一流の世界に近づくことができます。天才の域に、あなた自身も足を踏み入れることができるのです。

脳のもつ無限の可能性で、1人でも多くの方に自己実現を果たしていただきたいと思います。

おわりに

ブレインストレッチがあれば、ピンチは必ず乗り越えられる

近年、世界はかつてないほどの自然災害に見舞われています。日本でも、東日本大震災（２０１１年）をはじめ、熊本地震（２０１６年）、大阪府北部の地震（２０１８年）、平成30年7月豪雨（２０１８年）、北海道胆振東部地震（２０１８年）など、数えきれないほどの災害が発生。気候の変動により、猛暑や豪雨、豪雪といった過酷な環境も強いられています。

このような災害が発生したとき、いつも私が心のなかで被災者の方々に願うのは、「どうか、今、自分ができることに集中してほしい」ということです。災害時には、どうしても人はパニックに陥ってしまいます。ですが、パニックになったことで命を落とす危険性もありますから、予測できないことが起きたときほど、まずは冷静に判断しなければなりません。

また、少し時間が経ってからも、心のケアは非常に重要です。まわりに人がいる間はよくても、ふと1人になったとき、これから自分はどうなるんだろうという不安に押しつぶされてしまい、心のバランスを崩しかねないからです。

非常のときこそ、恐れや不安につかまらないようにしなければなりません。

それには、「今」に集中するブレインストレッチを日ごろから行うこと。そうすれば、いざというときでもスッと自我観察ができ、「今、自分がやるべきことはこれだ」と気づくことで、心のコントロールもうまくできるようになります。

人間にとって最大のストレスは、「過去の悔い」「未来の不安」の2つです。

そのきっかけは、災害だけではありません。日常生活でも人間関係やお金、健康……といった、さまざまな場面で直面しうることですが、いずれのストレスもブレインストレッチで解消することができます。

もうダメだと思ったときは、とにかく息をふ〜っと吐いてください。そうすれば、どんなにパニックのときでも、脳は本能で冷静になろうとしてくれます。

スポーツ選手が超集中状態に入るときには、いちいち考えて動いているわけではありません。脳が本能に従って、勝手に身体を動かし、スーパープレーを生みます。

それと同じように、脳は今のあなたにどのような判断が必要かを知っているのです。

ただし、アスリートたちが日々トレーニングを重ねているのと同じように、私たちも、脳を訓練しておかなければなりません。日ごろのトレーニングなしに、その機能を瞬時に働かせるのはとても難しいことなのです。

ブレインストレッチは、仕事や日常生活を変えるだけでなく、いざというときにあなたや、あなたの愛する人たちの生命を守るツールでもあります。大切な命を守るためにも、ぜひ、ブレインストレッチを習慣にしていただきたいと思います。

今回の出版にあたり、福元美月様、古田尚子様、長きに渡り、諦めずにおつき合いいただき、本当に感謝申し上げます。そして篠浦伸禎医師、浅田すぐる先生。白竹洋子様ほかの皆様。出版の機会を2度に渡ってつくってくださった上村予施幸様、棚谷俊文様、そしてアスリートの皆様。さらにご相談くださいます方々に心より感謝申し上げます。ありがとうございます。

最後までお読みいただき、本当にありがとうございました。

1人1人の人生が、いっそう素晴らしいものとなりますよう、願いを込めて――。

本田ゆみ

著者紹介　本田ゆみ

ビジネス瞑想家。心理専門士。有限会社 SPOON 代表。福岡県出身。31 歳のとき、スキルス胃癌で余命数ヶ月と宣告されるが、奇跡的に回復。2006 年台湾で「瞑想を伝え広げる使命がある」と著名なチベット僧侶に告げられ、研鑽を積む。しかし、従来の神秘性の強い瞑想のみを広めていくことに疑問を感じ、脳神経外科医、篠浦伸禎医師との出合いを機に、「脳医科学」に基づいた仕事に活かせる独自のメソッド「ブレインストレッチ ®」の構築に着手。パフォーマンス実績を高める「ブレインストレッチ ®」で、人生が好転するビジネスパーソン、経営者、トップアスリートが続出。個人や企業など、これまで 3 万人以上に、脳の特性を活かしたストレス耐性向上カウンセリングを行う。企業においては、人事へのアドバイスや各種研修を実施。その他、ストレス耐性向上に関する執筆、講座など全国で活動。著書に、『脳が鋭くなる「考えない」トレーニング』（共著、マキノ出版)、『仕事のできる人は必ず「瞑想」をしている』（ヒカルランド）他。現在、ブレインストレッチが体験できる「ブレインストレッチ体験会」、瞑想を習得するための「ブレインストレッチ ® オンライン講座」、脳スタイルを学ぶための「脳スタイルオンライン講座」などを開講。クラウドコーチングなども行い、多くの人々の能力開発に努めている。
オフィシャルサイト　http://y.spoonsp.com/

執筆協力　古田尚子
デザイン・イラスト　石井香里

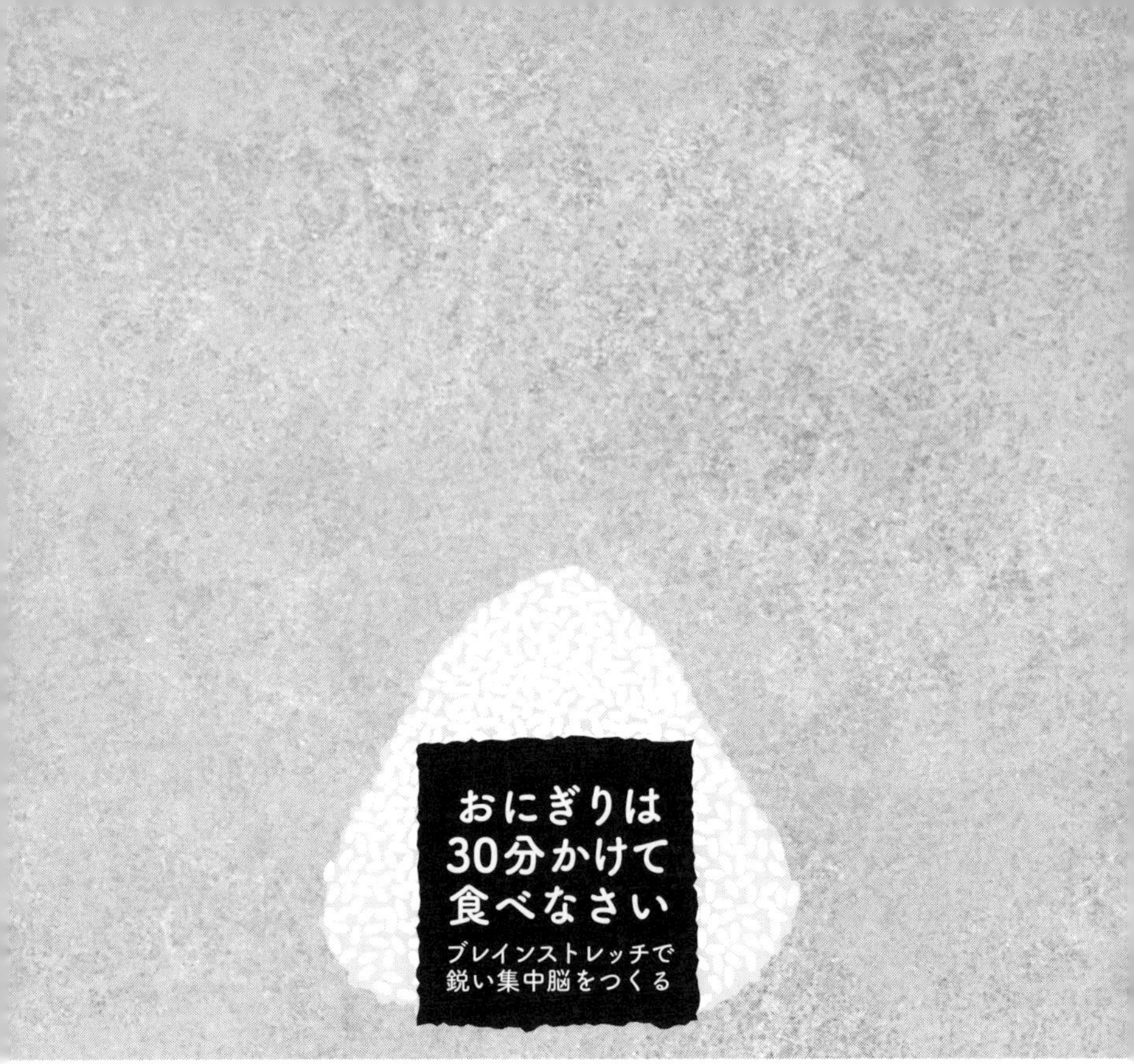

2019年3月5日　初版第1刷発行

著　者　　本田ゆみ
発行者　　東口敏郎
発行所　　株式会社BABジャパン
〒151-0073 東京都渋谷区笹塚1-30-11　4・5F
TEL　03-3469-0135　　FAX　03-3469-0162
URL　http://www.bab.co.jp/
E-mail　shop@bab.co.jp
郵便振替　00140-7-116767
印刷・製本　中央精版印刷株式会社

ISBN978-4-8142-0191-4 C2077

本書をご購入くださった方への特典

本書をご購入くださり、誠にありがとうございます。

右下のQRコードを読み取るか、メールアドレスにアクセスいただき、メルマガに登録いただきますと、本書でご紹介している脳スタイルテストを無料で受けることができます。

さらに、本田ゆみ先生の瞑想誘導音声もプレゼントいたします。

ぜひこの特典をお試しください！

https://resast.jp/subscribe/102604

※特典の受付期間　2019年3月1日～2021年3月1日
※特典の内容についてのご質問等にはお答えしかねます。